勇於執著　一位食品安全的忠實倡議者

為你／妳特別推薦一本好書

與作者結緣是在 SGS 台灣檢驗科技股份有限公司企業優化事業群時一起共事，孟宗一路從食品安全管理系統稽核員開始逐步晉升爲產品經理，同時他也是一位優秀的講師，當時的他對於食品安全有著一股堅持與責任感。後來因爲個人理想與生涯規畫，在工作 10 幾年後他毅然決定離開 SGS 成立個人顧問公司希望有更多的時間投入食品安全理念的傳播與分享。

這本書將食品安全管理的元素與要因從管理面、組織面、文化面及執行面發想結合了風險管理的考量以及企業永續碳排的議題做了很精闢的分析與建議。對於從事食品相關製造業者來說這不啻是非常值得擁有的一本書，因爲其中濃縮了作者這 20 年來在食安管理領域所累積的經驗與見解。

民以食爲天！守護食品安全更是大家共同的責任。誠如作者在結論中所強調的。

期待食品製造業者能讓消費者享用優質企業製造出來的各種美味可口且安心的產品。

張日聖

永續國際顧問公司策略長

2023.5.29 寫於自宅

序

從事食品安全管理系統相關標準稽核與培訓工作 20 多年，通常食品工廠品保部門是直接面對稽核人員的窗口，許多新接任品保主管或是剛接觸品質保證系統的人員，對於自家食品工廠的品保工作內容多數模糊不清，面對外部稽核人員提問時，品保人員發生應對過程與資料提供不順暢，源自食品安全管理基本功夫不紮實，相對呈現出品質管制與衛生安全管理的自信不足。

本書內容來自兩年來在不同客戶端，以及新聞時事背景的個人網頁貼文，在財團法人企業大學黃素慧執行長的鼓勵與推波助瀾之下，重新編排集結成冊，章節內容以 PDCA（Plan-Do-Check-Action）邏輯順序，始於企業食品安全體制規劃、產品製造過程及建立審核作業目標，終於食品工廠持續優化食品安全管理制度，以單一主題章節，敘述工廠日常營運時發生的狀況，引導企業高階管理者與品保管理主管以累積的經驗建立食安思維，和相關部門人員討論適當有效的改善方案。當品保人員遇到瓶頸時，本書提供「主題探討」的提問方式引導邏輯思維與探究問題的方向，使品保團隊與各部門間能夠持續有效溝通，以利整合修訂管理制度，包含作業人員、設備設施、法令規章及廠區內外環境等議題。本書的建議參考方法，遇到食品安全管理與作業程序問題時，可以單獨或混合使用章節內的提問方式，探究次數越多越能得心應手。

前言　食品安全衛生管理「法與罰」

自古以來人類最基本的生存就是要飲食，所謂民以食爲天，但病從口入引發身體病痛狀況從未消失，世界衛生組織（World Health Organization ,WHO）統計，全球每年約有十分之一的人口罹患食源性疾病，嚴重者導致患者傷亡也不再少數。2018 年 12 月 20 日聯合國大會通過決議，將每年的 6 月 7 日定爲「世界食品安全日」，2022 年以「食品安全，人人有責」爲主軸，「食品更安全，身體更健康」爲推動主題，強調唯有安全的食物，才能讓我們獲取食物的營養價值，維持身體健康。自 1979 年至今台灣歷史上食品安全事件不外乎化學物殘留、農藥殘留、動物用藥殘留、過期原料、環境汙染、以及病死豬等，導致鎘米事件、塑化劑事件、三聚氰胺事件、毒澱粉事件、瘦肉精事件、混充米事件、餿水油及飼料油劣質油品事件等，黑心食品造成消費大眾食安恐慌，最新修訂《食品安全衛生管理法》於民國 108 年 06 月 12 日公告更嚴厲的罰則，以期嚴懲不法業者遏止不當得利的事情一再發生。

名詞解釋

◎食源性疾病：食源性疾病（foodborne illness，food borne disease）俗稱食物中毒，泛指所有因為進食受污染食物、致病細菌、病毒、寄生蟲、化學品或天然毒素的食物而引起的疾病。

消費市場購買的食品必須抱持著「吃下肚就來不及的心態」審視食安議題，會造成身體不適的事件都是大新聞，不論供應商或食品製造業者是黑心、貪心或無心，只要做了法規不允許的行爲即視爲觸法，例如製造、加工、販賣、作爲贈品或公開陳列食品，確認變質或腐敗，染有病原性生物，處新臺幣六萬元以上二億元以下罰鍰，若含有毒或含有害人體健康之物質或異物及攙僞或假冒，處七年以下有期徒刑，得併科新臺幣八千萬元以下罰金，情節輕微者，處五年以下有期徒刑、拘役或科或併科新臺幣八百萬元以下罰金。食品工廠品保單位應聯合各部門培養員工食品安全意識，若員工對法規和罰則一知半解，日常作業與法規要求無特別再確認，主管或人員對於工作便宜行事，當日常工作的內容來自口耳相傳，個人工作權責與義務未清楚規範，不知執行重點或已違反法令規章，實屬經營高風險的食品製造工廠。

企業與工廠須儘速決策重要的管理項目，包含源頭管理、追蹤追溯制度、食品安全衛生標準、明確的產品標示制度及食品攙僞防範程序等，並要求供應商與其供應商（鏈）一同做到這些管理制度，由食品工廠做起串聯溯源追蹤斷「病根」。一個品牌建立來自長時間經營的累積，並得到消費大眾的肯定，但是一發生食安事件，不論直接或間接牽連其中的店家與業者，除了營業額明顯下降外，可能品牌名聲一夕之間也大受影響，例如頂新油脂事件牽連味全食品公司系列產品，因爲社會大眾失去信心也產生憤怒。透過本書淺顯易懂的章節內容，啓發食品安全風險管理思維，強化自主管理能力，期待一起爲消費大眾市場供給美味、安全又衛生的安心食品。

目 錄

勇於執著　一位食品安全的忠實倡議者 3
序 4
前言　食品安全衛生管理「法與罰」 5

第一章　PLAN－企業食品安全體制規劃 9
第一節　食品安全思維融入企業願景與使命 10
第二節　如何推老闆一把 14
第三節　擔任食品工廠品質保證人員稱職角色 18
第四節　重新思考全球化原料對企業的衝擊 23
第五節　管理高風險原料供應商 27
第六節　食品製造業者之美國海關——商貿反恐怖聯盟標準面面觀 .. 31
第七節　串聯食品工廠作業 SOP 與深耕人員認知 35

第二章　DO-產品製造過程管理 39
第一節　我知道了，是眞的嗎？ 40
第二節　食品工廠人員落實執行標準作業程序 44
第三節　食品法規鑑別與食安管理系統更新 48
第四節　食品工廠員工應具備食品安全危害的風險意識 52
第五節　食品研發與業務的共同利基點 56
第六節　食品工廠過敏原危害風險管理 59

第三章　DO-產品製造結束後管理 63

第一節　食品製造作業現場之有效品質管制........................ 64
第二節　食品原料與產品之倉庫儲存溫度管理........................ 68
第三節　食品工廠倉儲管理大哉問........................ 72
第四節　避免成爲食品更換標籤延長有效日期的食安幫兇........................ 75
第五節　食品工廠緊急事件之風險分析........................ 79
第六節　食品安全與品質文化之員工訊息回饋機制........................ 83

第四章　CHECK-食品安全管理系統審核作業目標 87

第一節　提升工廠製造部門戰鬥力........................ 88
第二節　提升目標達成率的小活動........................ 91
第三節　定期整編食品工廠部門作業與核心競爭力........................ 94

第五章　ACT-食品工廠食品安全管理系統 持續優化與改善 99

第一節　淺談食品從業人員作業環境安全與防護........................ 100
第二節　食品工廠缺工問題何去何從........................ 104
第三節　食品安全管理之數據分析與績效評估........................ 108
第四節　食品安全圓滿決策方案........................ 112
第五節　溫室氣體盤查對食品業界之影響........................ 116
結論........................ 120

第一章
Plan -企業食品安全體制規劃

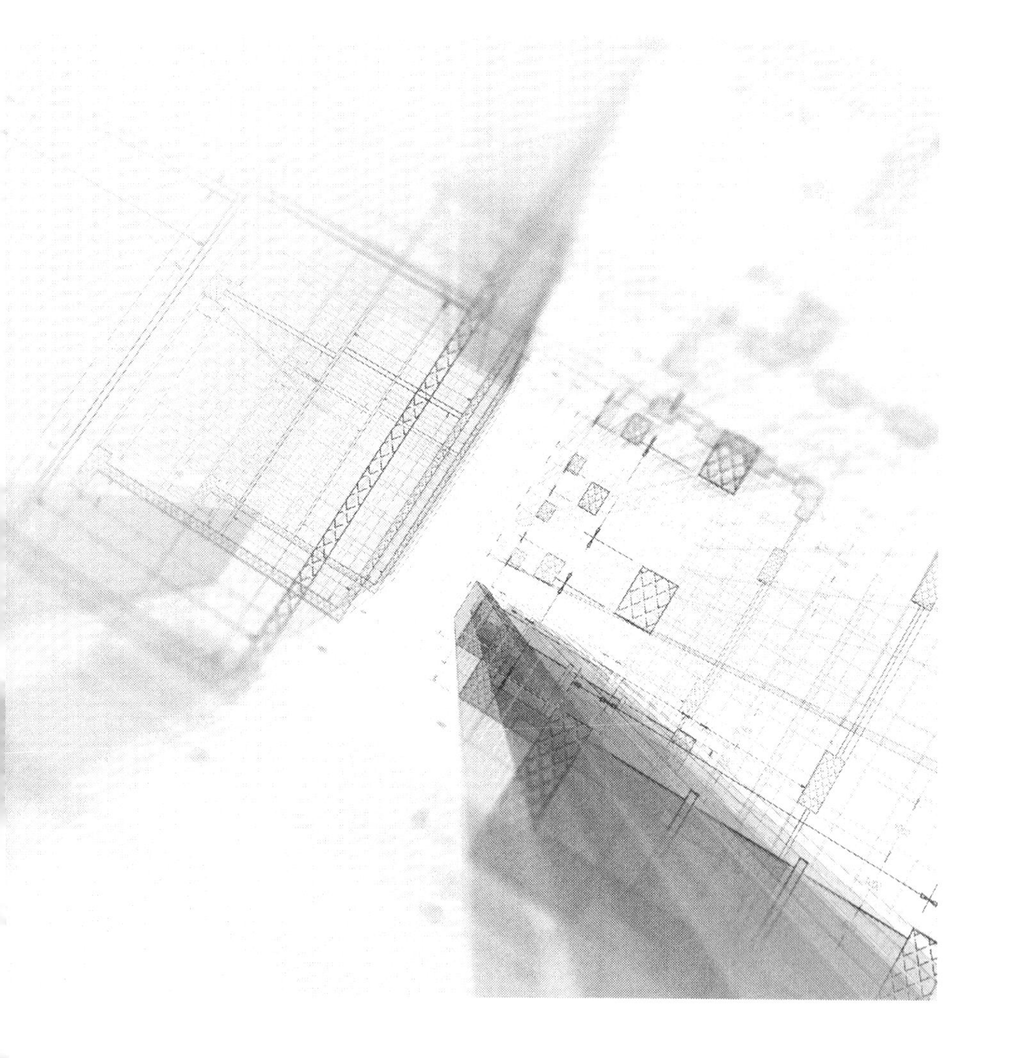

第一節　食品安全思維融入企業願景與使命

食品製造業者大部分都由小型工廠起家，經過消費市場汰換與對手競爭淬鍊後，逐漸茁壯成為大企業，過程中一定有個堅定的核心價值與成長目標，這時倒回來看，可粗略定義為企業使命與願景。有許多老闆與品保人同意這說法，其經營政策或食品安全目標感覺是一份虛無飄渺的宣言，也就是過去的經營政策宣言一直貼在牆上至今，想改也不知怎麼改，只是不希望為了客戶稽核或通路要求，又換另一個虛無飄渺的口號，食品製造業者現況就是無法呈現企業使命、願景，與支撐持續卓越的專案。

老闆與企業經營管理者應留意，企業永續經營需要非常關鍵的核心價值理念，明確的使命、美好的願景及道德觀，能夠吸引到對的員工，和認同企業理念的客戶，自然而然也展現了企業的品牌定位與價值。談談如何訂定適合自家食品安全思維的使命議題，不論公司是製造有形的產品或是提供無形的服務，在食品製造業輔導過程中，翻轉既有思維是一件困難的事。所以，先由高階主管與關鍵客戶進行探索與創建企業的現在與未來，老闆再加入討論，避免當局者迷。

名詞解釋

◎使命：企業根本性質和存在的理由，在食品供應鏈擔任的角色和責任。

◎願景：三~五年內要往能令人激起熱情且嚮往的美好境界（階段性）。

◎道德觀：正向良善且符合社會期待的企業價值，非只是符合法規要求。

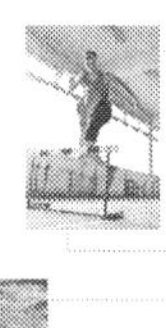
使命 企業扮演存在的角色且含利他要素

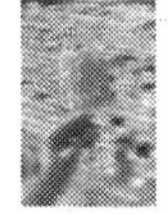
願景 真心嚮往的美好未來圖像

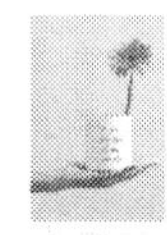
價值觀 提供的產品即使無規範也守住的道德

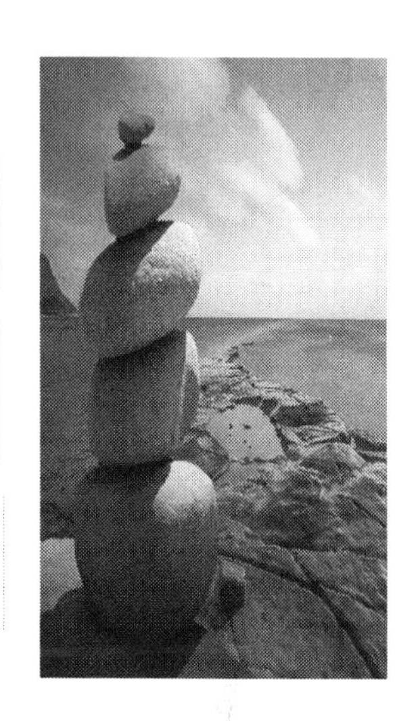

一、企業使命的授權與執行

使命是企業扮演存在的角色且包含利他要素，部門人員依目的與方向規劃可執行的專案，企業必須明確有效的全面溝通食品安全資訊，從上到下的部門至各人投入專案，以支撐企業願景的逐步完善。例如迪士尼樂園的工作人員使命是可以時時展現「親切的笑容」、「開朗的問候」及「全心待客」，就能讓遊客全家大小歡樂，且願意再度來訪迪士尼樂園。IKEA 的使命是「重視顧客需求的產品設計」、「人性化配置的賣場」及「DIY 的樂趣」，讓顧客採購過程與使用商品時，感受到輕鬆美好的情境。

二、願景主題的設定

認清企業的優勢，在食品供應鏈中找尋客戶在乎的議題與自身定位扮演的角色，願景必須能激勵人心且讓員工深信不疑，老闆須擘畫一個美好未來的企業景象或藍圖。例如迪士尼樂園的願景是「帶給人們歡樂」，IKEA 的願景是「爲大多數人創造更美好的生活」。

三、提出績效評估

專案小組能把使命轉化成權責分明的量化指標，經由績效評估後，相信能夠反饋專案執行是否成功，可讓人員變得更優秀，企業則朝向美好的願景前進。例如迪士尼樂園—每年入園人數 OO 千萬人，或是回客率 OO%。IKEA—25~40 歲小家庭族群營業額占每年銷售總額 75%以上。

四、重點

企業該優先思考利害關係者關注的品質與食安議題。因此，員工對於食品安全的風險意識需要觸及內心，傳達出帶有積極主動的信息，進而將這些理念和知識融入日常工作中。以上是輔佐引導企業，用於構思使命與願景的方法與步驟，透過高階主管的分析與探索，再由老闆做最後的詮釋，期待展現更美好的企業願景。

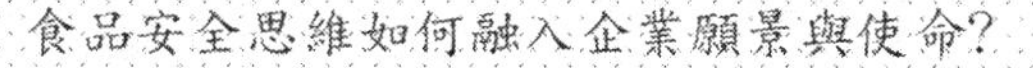

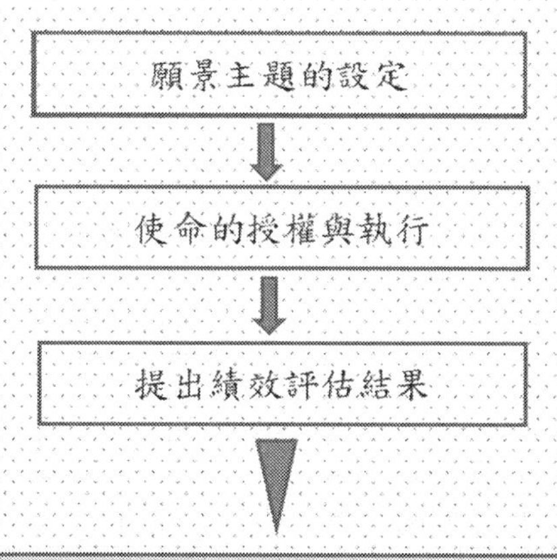

重點：企業該優先思考
「利害關係者關注的品質與食安議題」

主題探討：當老闆提出新商業布局

一、建立企業使命、願景與道德觀，思考——

1.美好未來圖像：五年後成爲……（員工／顧客眞實感受）

2.利他要素專案：潔淨／營養均衡……（實際可執行驗收）

3.貢獻回饋：社會／公益／環境……（可供利害關係者受惠）

二、活絡串聯組織願景與使命，思考——

1.展開利他之相關部門建立甚麼專案，有別於日常例行公事？

2.專案如何結合機會與風險？

第二節　如何推老闆一把

一位熟識的品管課長面臨急迫任務，現在已是 2022 年 3 月中，公司端的國際業務部接到美國及韓國代理商訂單，把自家商品推進好市多量販通路，爲此總經理向全工廠提出 6 月通過好市多二者稽核，8 月底前完成 FSSC22000V5.1 正式評核，10 月底前拿到 FSSC22000V5.1 國際驗證證書，這一切都來得太突然，由品管課主導完成任務，時間一天天逼近，無形壓力眞的非常大。

首先，別抱怨與排斥這任務，食品安全管理制度是保障消費者健康的重要措施，也是提升企業競爭力的關鍵因素。專注當下分析情勢現況，若面對 6 月通過好市多軟硬體明確要求的二者稽核，8 月底前要通過 FSSC22000V5.1 正式評核。因此，品保課第一步是盤點工廠現有食安管理系統，以及硬體設備設施落差程度，必須把握剩下的時間，做最有效能的改善。

客戶有大單

工廠取得
FSSC22000證書

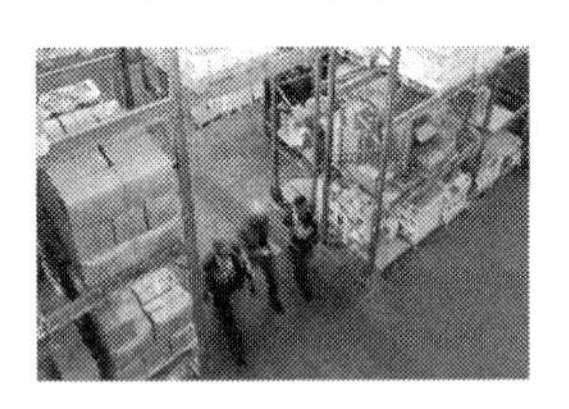

老闆接訂單

其次，品保課長擬定有效的策略，在有限時間推動企業內跨部門執行方案，最重要的關鍵三要素包括：

一、改善食安管理制度

希望趁這次機會在食安管理制度上做甚麼改善與修正，特別是平日老闆不在意但對產品食安有風險的議題，讓自己有動力展開行動。例如動線、隔間、牆面地板破損或需添購的量測儀器等，平時無暇顧及或緊急必要性的需求，宜趁此一鼓作氣向老闆溝通，提升管理系統軟硬體實力，以爭取難得訂單。與老闆建立良好的溝通和信任，定期回報此專案進度和狀況、邀請老闆參與 FSSC22000 重要的會議、表達對老闆的尊重和感激等。

二、訂立量化目標

為自己訂一至三個短期時程量化目標，需要多少人力與時間。例如一個月內完成解析好市多二者稽核要求、10 天內盤點工廠現有食安管理系統落差程度，二個禮拜了解 FSSC 基金會規範要求及評估工廠既有人員能力與資源……等，協助分析現有的問題、改善的方向、安排培訓和諮詢等。

三、確切執行方案

為達成目標決定尋求外部資源協助，需考量能力、時間與費用，找到符合專案需求的顧問師。例如雙方依合約內容執行優化食安管理系統輔導計畫，過程中若計畫趕不上變化，必須及時變更輔導進度，以確保如期完成預期食安管理系統建制。

四、重點

透過有效的溝通技巧，進一步盤算時間、金錢及後續產生的價值，在對的時間找到對的人，讓老闆靜心思考，只要產品品質穩定，製造量能夠大，好市多會敞開大門，歡迎工廠製造的產品加入他們的行列，期待食品製造業者永續經營與持續改善，讓工廠的管理制度與食品安全文化更上一層樓。趁這次機會就推老闆一把，快快展開專案行動吧！

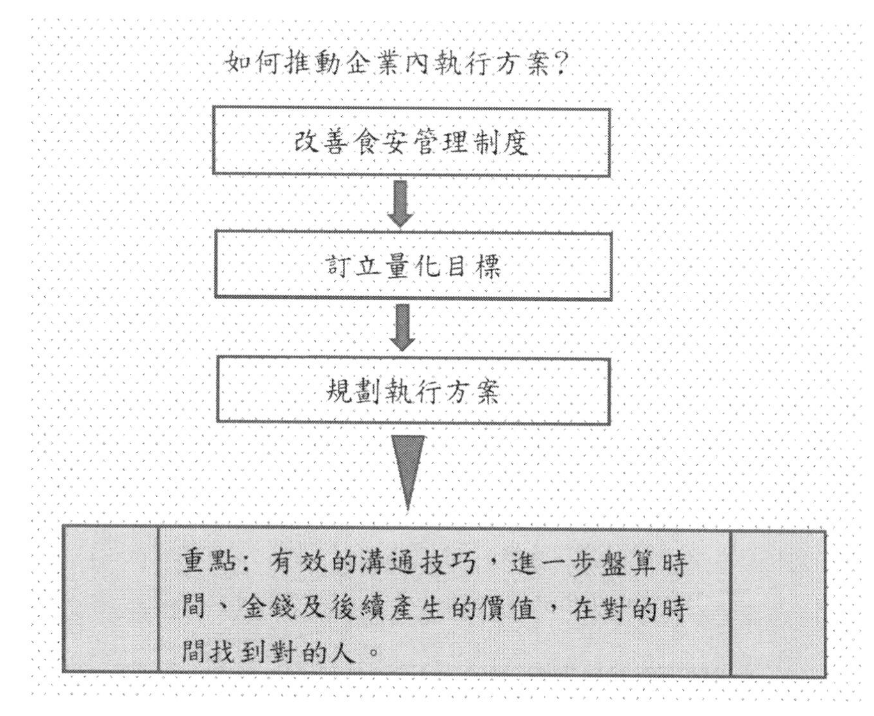

主題探討：如何應對老闆交辦緊急任務？

一、盤點現有管理制度（內部資源）：人力資源部與生產製造部

1.人員需要哪些認知與能力？

2.新舊管理系統落差程度？

3.最慢何時必須展開行動？

二、建置食安管理系統評估（內外部資源）：輔導顧問與教育訓練

1.鑑別內部人員缺乏哪些能力？

2.如何鑑別外部專業顧問能力？

3.導入新制度需花費多少時間？

第三節　擔任食品工廠品質保證人員稱職角色

在服務多家食品工廠訓練與精進管理系統輔導後，探求「食品工廠對待品保人員心態」是重要的事。許多食品業者對於品保人員角色定位不清，部分老闆認爲品保人員就是衛生稽查單位應對窗口，亦爲食品安全管制系統的文件維護管理人員，卻不是擔任品質保證系統的維護人員，導致品保人員未能達到預防食安風險的功能，更讓初踏入這領域的品保新人更是混淆工作本質。

名詞解釋

◎品質保證 QA（Quality Assurance）：產出產品的過程中，使用正確的方法進行有系統性的品質管理機制，全面性確保對外包含供應商、協力廠商以及客戶，以及對內一路從新產品設計、研發、生產製造、出貨到售後服務等，各項工作及流程須符合標準規範與程序，以確保產品品質。

◎品質管制 QC（Quality Control）：執行產品的品質檢驗，發現品質問題後的分析、改善及不合格品的控制。

品保QA（Quality Assurance）

- 品質保證，藉由有系統的管理機制讓品質水準提升，品保是預防性

品管（Quality Control）

- 品質管制藉由品質檢驗、品質測試、品質監控等等的品質管控，讓實際品質水準得以穩定，品管是檢查性

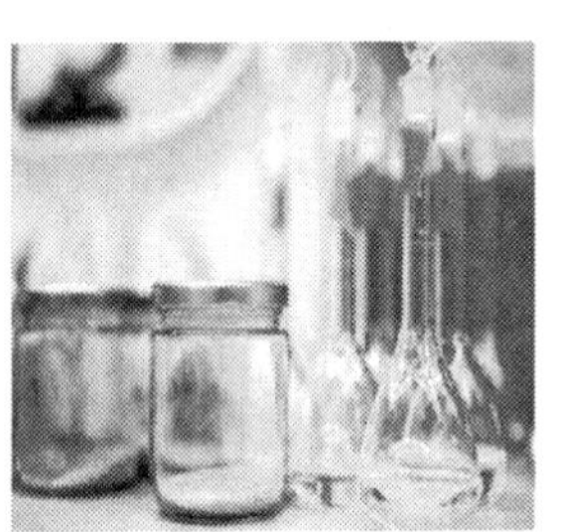

首先企業主必須認可品保部門在公司的定位，而品保人員也必須清楚如何扮演自身在公司的角色，爲企業在食品安全管理領域構築堅實的食安堡壘。以下針對品保人員在公司扮演的角色與工作心態建議：

一、食安優先兼顧營業利益

品保人員請注意，法令規章爲基本要求，無挑戰空間，從原料入廠至成品出貨，需在製造過程監督與確認結果，可在食品安全前提下爲企業經營兼顧製造成本，而非一味死板擋線報廢。例如品管人員抽測產品製程中，半成品濃縮汁糖度／鹽度不符合管制標準，依規定不能放行，選擇一移除報廢，選擇二暫存後，下批精算回添調製。由於此產品出口有裝櫃時間壓力，廠長下令線上直接平衡桶調製，屬權宜之計處理方式，身爲品保人員的你如何判定此情況？

二、知曉生產流程細節

品保人員最尷尬總在製造現場，當判定生產單位有食安風險行爲時，卻被反駁不懂製程與機械原理。衷心提醒品保人員，快快走入現場擴及部門，透過良性互動，了解實際作業內容。例如透過管理部主管發出公告，品保人員自 00 月 00 日至 00 月 00 日因應優化工廠食品安全管理系統，由廠長安排觀摩現場作業流程（勿犯食品安全管理天條~品管兼生產），如此才能有正向互動溝通，而不會有唱獨腳戲的狀況發生。

三、溝通協調觀全局

組織職掌的工作分配是企業運作的關鍵，當突如其來的狀況讓公司運作不順暢時，部門之間互踢皮球，只想盡快將事件處理落幕

（頭痛醫頭），品保人員處理部門衝突應有所爲有所不爲，需要溝通澄清事件始末，建議老闆選任更適當的擔責部門，修訂職務工作說明，給予相對資源、權力與義務，持續改善企業作業分工的效益，這是品保人員價值所在。例如政府公告「氣候變遷因應法」，中小型食品工業過去沒有的新規範，此時，品保部門應會同老闆溝通協調，規劃適當的擔責部門，並提供資源以順利整合組織職掌範疇，否則只能另立部門專責處理，千萬別讓客戶和主管機關追上門，而主管和員工們一問三不知。

四、客戶滿意非「施」利

面對業務部門提報顧客抱怨案件，部分老闆直指品保部門要擔責處理，「客戶永遠是對的」這句話需有個前提，若是內部管理疏失，需澄清作業失當部門如何究責，非品保部門獨攬承擔，若是客戶另有訴求，品保人員對客戶抱怨眞因宜抽絲剝繭，並非一味賠償送禮與慰問的委曲求全。每一次顧客抱怨事件，品保人員應視爲食安管理系統修補與部門執掌作業精進的機會，期待顧客抱怨轉爲顧客滿意，最終成爲忠實客戶。例如常見的異物混入，開封產品後品質瑕疵抱怨，無論有無取回問題產品，需爭取當面拜訪的機會，從眼神和語氣的互動探求背後的眞因，當然若感覺是意圖不軌，建議將此案包含客戶拜訪始末提出報告，電洽衛生局承辦人員說明此狀況，確認報告是否要發文備案，以確保未來三方相關人等知悉此案。

五、重點

品保人員整合內化國際食品安全管理系統標準於企業管理制度，包含更新法令規章資訊及客戶合約要求，修訂組織架構職掌，規範部門間分工合作，這是企業經營管理者應賦予品保人員重要的任務，讓企業經營能持續成長擴大，以達成永續經營的目標。

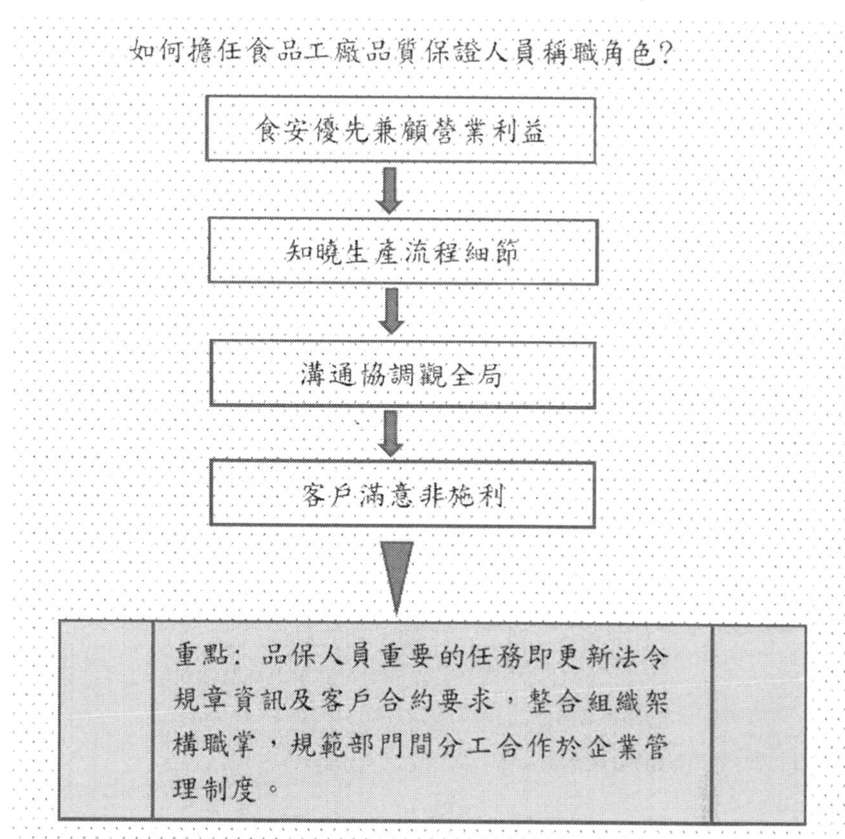

主題探討：品保人員如何在工廠內外兼容並蓄？

一、品保人員澄清內部異常問題：

1.法令法規：隨時更新法令規章（誰？）後，如何確認開展至所有階層並實施？

2.作業程序：作業程序規範的表單已完全正確填寫，為何異常仍出現？

3.模糊議題：部門間無人處理新的突發狀況，如何引導老闆更新組織職掌？

二、品保人員溝通顧客抱怨案件：

1.抱怨產品品質：製造人員與品管人員對於產品品質的認知能力，如何維持與確認？

2.供應商異常供貨：倉管人員與品管人員對於異常原料狀況，如何進行風險之預防性措施？

第四節　重新思考全球化原料對企業的衝擊

新冠肺炎疫情至 2023 年在全球的企業營運仍然是一個頭疼問題，對於工廠製造端與原料供應端各有類似問題要面對，最大的挑戰就是關鍵原料進不來，自家產品做不出來或出不去。股東與老闆們突然發現，公司企業全球化的上下游供應鏈關係越完善者，被疫情負面影響的比重卻是偏高的，或許大家認爲這是始料未及的突發事件，不能因此抹煞全球化供應鏈的商業模式。

這次新冠肺炎疫情突顯食品工廠採購系統的脆弱，食品工廠的合格供應鏈穩定且應變能力強者，就能降低營運衝擊程度。合格供應商應能提供符合法令規章要求，及符合自家訂定規範的供料者，但公司企業如何管理與溝通供應商提供的外國原料，這是特別重要的事。外國原料的來源重點在「供應商」屬性，然而每家供應商的供貨能力與作業流程都不同，老闆股東應該了解原料百百種，是來自哪些國家、哪些區域、供貨商們是貿易商還是製造商，其實，公司企業的應變能力受制於上述的因素，採購部門需要快點邁開腳步，維持現有供應商之外，開發新供應商是當務之急。

名詞解釋

◎合格供應商：食品業者有營利事業登記、食品業者登錄碼、工廠登記證、執行追溯追蹤系統、供應商名稱、地址、負責人、聯絡電話、供應品項與提供之檢驗或證明文件等合法實體資訊。

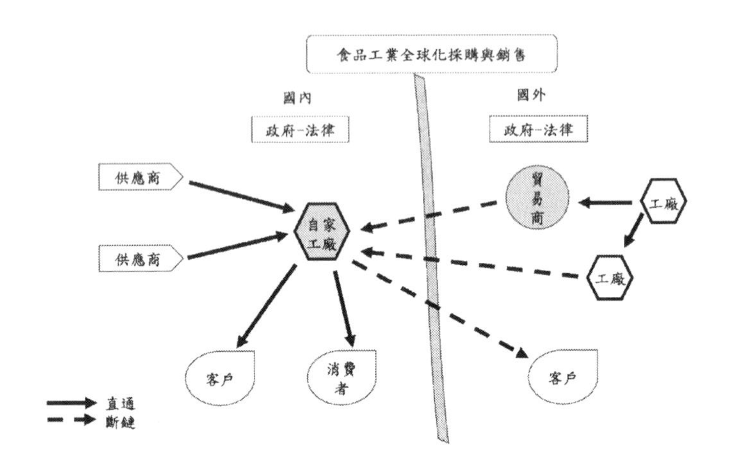

提供原料風險管理三個方向建議：

一、原料產地

動植物栽種養殖是國內還是國外，是否受氣候變遷影響，關注國際氣象資訊對區域的影響，密切關注全球情勢，包括疫情、政治穩定性、自然災害等因素，這有助於提前預測可能的供應鏈中斷，並採取相應的應對措施。例如，歐洲去年大雪紛飛不停的嚴寒，可能預知今年春暖花開時節，將造成洪水氾濫，將大大提升動植物養殖栽種業出口風險。

二、分散製造商

兩家以上生產商供應相同原料成分，貿易商亦同，以降低無料供應風險，例如非大批量常見的原料，不同製造商其原料成分雖品質仍有差異，但必須有兩家以上製造供應商，否則建議研發單位新品研發刪除使用此原料，以維護公司商譽與降低食安風險。建議與供應商們定期溝通，讓其了解工廠的需求和期望，並共同開發應對斷料風險的解決方案。

三、供應鏈靈活性策略爭取供應商拉長提前預購的權力

當供應商無法確認是否順利供貨，則應調整業務接單與不同供應商採購政策，預做產銷協調。例如採購單原本一個月前下訂單，陸續按預定日期逐批到貨，現在協調提前兩個半月下訂單，一個月後陸續按預定日期逐批到貨，可免大量囤貨情況預估原料儲量。建立靈活的供應鏈策略，建立暫時區間儲備庫存、開發替代原料或實施即時製造等，這些策略可以在斷料風險發生時提供短期或臨時的解決方案。

四、重點

若新冠肺炎疫情嚴重影響公司營運，此後，研發單位需思考產品製造的初始設計，當工廠缺乏關鍵原料時，需能夠彈性替代與調整產品配方，以降低產品銷售中斷缺貨的風險。

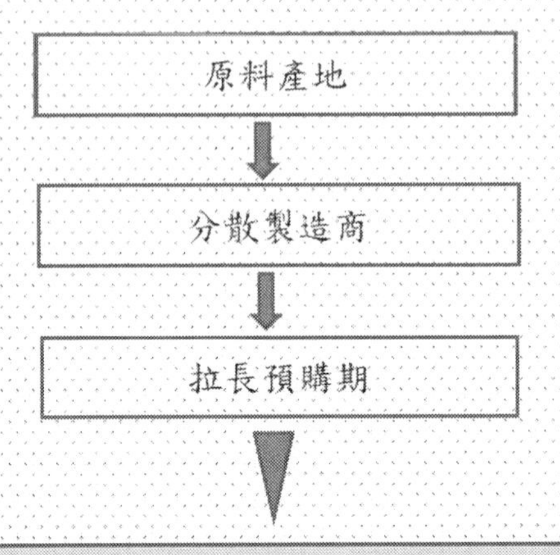

主題探討：食品工廠採購系統應變機制

一、如何盤點工廠使用的外國原料與全球情勢的關係

1.哪些全球情勢議題與供應商原物料供應有因果關係？

2.盤點哪些原料屬政府持續定期後市場監測食品（素材）？

二、原料價格、產地風險與客戶對產品下單需求

1.如何取捨採購原料價量與客戶接單之最大效益？

2.盤點氣候異常區域產地風險之原料有哪些？

第五節　管理高風險原料供應商

原料供應商對食品製造業者是墊腳石還是絆腳石？或許這思維太過兩極化，企業爲求生存不得不開源節流，但一味要求供應商壓低出貨價格，以降低自家產品成本，換個角度看看自家企業，自己也是客戶的供應商，當供應商幾乎無利可圖情況下，是否將未知風險引入自家企業成爲經營的絆腳石呢？

各種不確定性事件影響工廠營運目標實現，食品製造業者的食安高風險原料食材，是否來自高風險供應商？請老闆與主管們先釐清兩者差異再做進一步的判斷與評估。所謂食安高風險原料產品成分，可視爲政府持續定期後市場監測食品（素材），例如鴨蛋黃——中秋節蛋黃酥禮盒之鴨蛋黃含非法色素成分，日本草莓——邊境查驗農藥殘留超標，特別是採購的原物料自己無法進一步確認理化性質，佐證資料完全是對方提供，無其他方式確認或取得，以及來自政局動盪區域的食品（素材），因爲有斷料或人爲蓄意污染風險。所謂高風險的製造供應商重點除了最基本的 GHP 要求外，針對食品廠內採購金額高、原料用量大、原料或服務難以替代者，若有不慎可能造成自家營運衝擊的廠商。

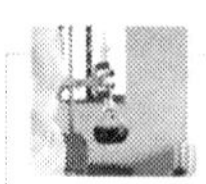

高風險原材料:
政府持續定期後市場監測食品
自己無法進一步確認理化性質
佐證資料完全是對方提供
來自政局動盪區域的食品

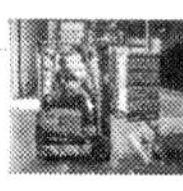

高風險製造供應商:
採購金額高
原料用量大
原料或服務難以替代者

採購管理議題中，除了訂定比價議價再殺價的KPI，老闆與高階管理者是否已給予採購部門與品保部門明確的食品安全採購政策，建立企業的永續採購模式，以降低企業採購風險？每家供應商的供貨能力與作業流程都不同，光靠填寫工商基本資料來確認供應商的能力與資格，請對方提供樣品讓研發人員試用，這樣對食品安全議題管理足夠嗎？不少食品工廠的採購人員與品保人員都有共同的無奈，每年定期稽核供應商，某些關鍵原料供應商分數高不成低不就，評估分數合格，缺失卻不見改善，當風險成爲異常事件時，眞的是有錢難買早知道！高風險供應商的三項評估項目：

一、生產量及出貨能力

調查原料供應商報價是基本工作，而消費市場熱絡造成原料奇貨可居時，漲價是必然但需在可接受範圍，如何評估供應商當下量價是否合理正常？例如合格供應商兩家以上，以現況估算其生產量及出貨能力，鑑別出供應商議價空間，以不停止供貨爲原則。

二、提供食安資訊能力

供應商對於食品安全衛生資料與檢驗報告是否一問三不知，或是必須我方要求後才被動提供？特別是外國進口原物料，品保部門評估合格供應商時，應判斷原物料供應商對於相關法規與報告資料是否清楚。例如買賣雙方對彼此法規標準不清楚，則有觸法違規風險，一但出了狀況才議論賠償，亡羊補牢爲時已晚，建議訂約時必須明訂資料提供方式與頻率，以保障採購合法原物料。

三、持續監督市場資訊

關注供應商隨時若有負面消息，不論是食安、勞安、環安或是工安，應即刻分析是否影響自家工廠品牌形象？例如固定每周由專責人員透過各大電子媒體搜尋合格供應商名單是否上新聞，針對食藥署公布國內外違規食材與食品（註），連接合格供應商名單是否有相同品類，主動立即溝通澄清並留下記錄。

註：食藥署>消費紅綠燈>國外消費紅綠燈>國際食品

食藥署>消費紅綠燈>國內衛生局新聞

四、重點

爲了掌握企業營運風險與永續經營，該啓動去蕪存菁離汰換新供應商策略的時候了，必要時剔除淘汰以降低企業營運風險。企業永續經營需要的是同盟戰友當我們堅強後盾，試著鼓勵供應商升級食安管理系統水平，若眞的是扶不起請給予留校察看的供應商最後改善寬限期。

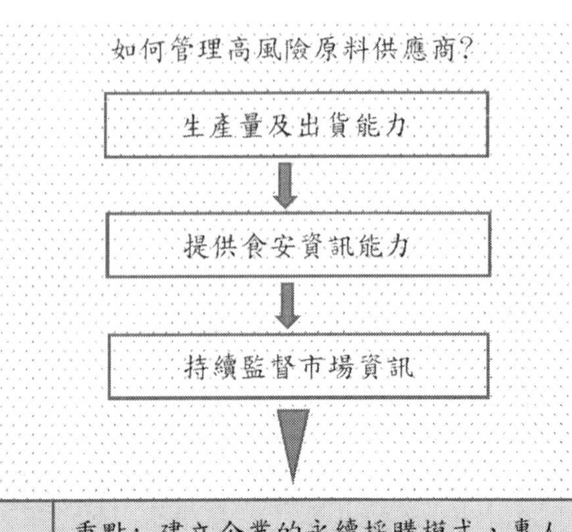

主題探討：食品工廠供應商風險管理

一、鑑別自家的高風險供應商

1.採購單價高金額的原物料有哪些？

2.如何定義原料用量多少屬於大量？

3.盤點哪些原料供應商之原料或服務難以替代者？

二、規畫離汰配套措施，及啓動去蕪存菁高風險供應商策略

1.如何處理高風險供應商稽核結果分數高，但其缺失持續無改的狀況？

2.如何提升高風險供應商低落的食安意識與自家水平一致？

3.高風險供應商的離汰去蕪存菁的措施爲何？

第六節　食品製造業者之美國海關——商貿反恐怖聯盟標準面面觀

隨著國際化貿易的發展，台灣食品傳統產業開拓新市場的機會越來越多，淺談食品業者對美國出口貿易之恐怖攻擊防範議題，對照當前食品安全管理系統之現況，GFSI 國際組織推薦的各種食品安全管理系統，也明確規範食品安全衛生、食品品質、食品攙僞防範及食品防禦等項目爲管理重點。

名詞解釋

◎食品防禦（Food Defense）：預防以人為刻意方式對食物使用物理性、化學性、生物性或放射性造成污染，注重廠區內外人車管制，並且鑑別高風險區域制定應對措施，防止消費者與食品企業受到傷害。

部分食品工廠的品保主管近來提到，美國客戶稽核供應商說「食品防禦不是他們要的恐怖攻擊防範」，也就是彼此雙方認知方向或內容有差異，這讓食品業者展開行動方案時頗爲困擾。美國進口商委託稽核的項目除了食品防禦還提出防恐稽核（SCAN-Supplier Compliance Audit Network）議題，重點是依循美國 C-TPAT（Customs-Trade Partnership Against Terrorism）（譯）海關—商貿反恐怖聯盟之規範標準，與我們熟知的食品安全管理系統不同，包含的安全建議強化其有關設施、人員、程序及運輸方面的安全措施及管理，其中廠內重視的是貨櫃車及貨櫃裝載前後的檢查與囤放管理。

內容涵蓋八大範圍：

1.程序安全 5.人員安全

2.信息處理 6.教育訓練

3.實體安全 7.申報艙單程序

4.存取監控 8.運輸安全

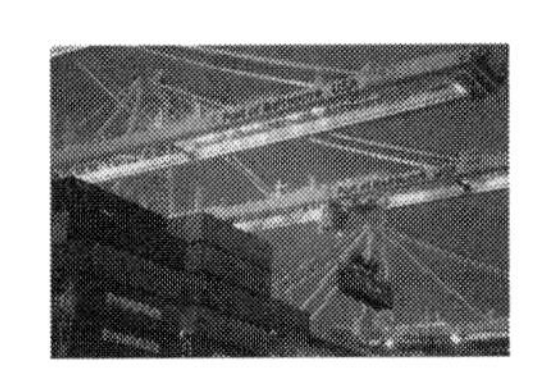

貨櫃裝載前後的檢查與囤放管理範疇

1. 程序安全　5. 人員安全
2. 信息處理　6. 教育訓練
3. 實體安全　7. 申報艙單程序
4. 存取監控　8. 運輸安全

C-TPAT (Customs-Trade Partnership Against Terrorism)
海關-商貿反恐怖聯盟

美國 C-TPAT 打擊恐怖主義，期待與相關業界合作建立供應鏈安全管理系統，阻止恐怖份子的滲入，確保供應鏈從起點到終點的安全運輸、安全訊息及貨櫃的流通。此聯盟在九個界別建立了安全建議，包含進口商、航空運載商、海運運載商、陸路運載商、貨物承攬／貨運代理商／無船舶公共承運商、美國本地港口管理當局／碼頭經營商、外國製造廠商、貨倉經營者，台灣食品工廠則屬外國製造廠商。產品輸美申請 C-TPAT 的好處，包括獲得海關的優先審核，可以加快通關速度，減少交通延誤的風險和成本，提高貨物的安全性，減少貨物被恐怖分子利用的風險，提高公司的商譽，增加與國外客戶的商業機會。在此提供企業管理者與品保單位，申請 C-TPAT 需留意的重要步驟：

一、自我評估

根據 C-TPAT 安全建議對自身業務操作流程的安全措施進行自我評估。

二、外部溝通

與供應商、承包商和物流商等商業夥伴提供安全建議進行合作，確保他們符合 C-TPAT 要求執行驗證從台灣工廠進入美國的貨櫃，直到送至美國客戶端爲止。在整個供應鏈中必須有一套完整的數據記錄，包括供貨商的貨品數據、運送過程、棧放時間、人員名單等。

三、執行驗證

填具有關設施、人員、程序及付運方面的安全措施及安全計劃的「供應鏈保安問卷」，及簽署一份「自願參與海關—商貿反恐怖聯盟協議」，後續執行驗證，稽核單位到場實地查訪，待缺失必須整理改善並確認，視爲通過發出證書。

四、重點

有鑑於安全風險評估（Security Risk Assessment ,SRA）已成爲供應鏈安全不可或缺之要素，長年大量出口貿易之食品製造業經營者，除了驗證 FSSC22000 食品安全管理系統，可考量申請美國 C-TPAT 計畫強調安全風險評估，透過標準制度作爲內部管理工具，對外亦可與國際接軌海關組織，創造更安全與便捷的通關環境。

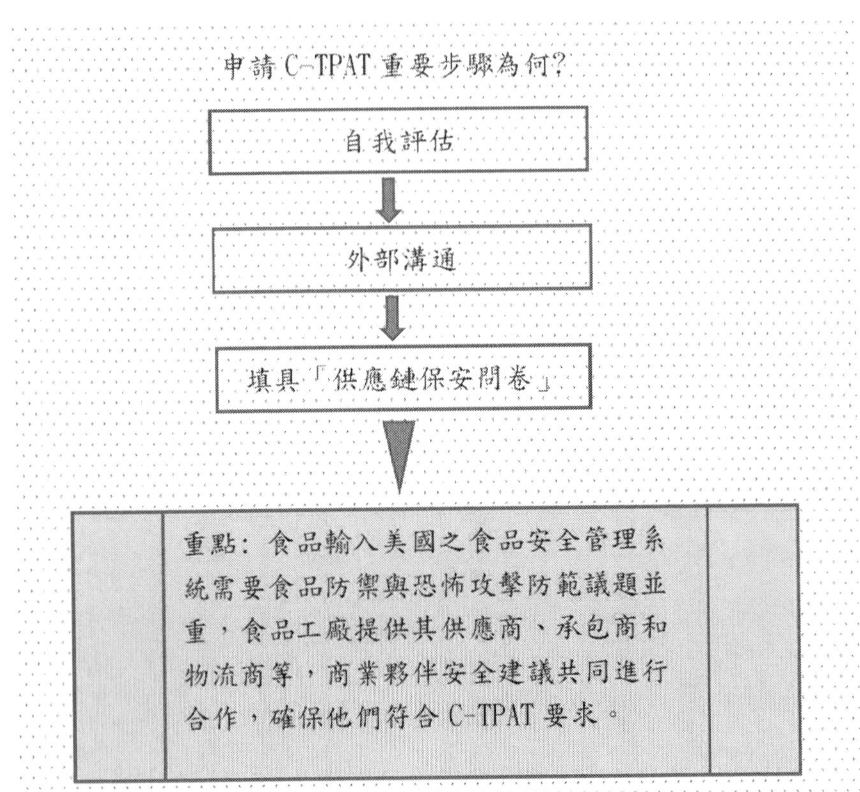

主題探討：食品工廠美國 C-TPAT 鑑別與管理

1.如何鑑別工廠周邊與建築物內外的敏感區域？

2.食品工廠產品輸入美國，除了符合 FSMA 要求，C-TPAT 快速通關需申請甚麼項目？

3.對於貨櫃進出廠區在何時與何處進行食品防恐檢查？

第七節　串聯食品工廠作業 SOP 與深耕人員認知

製造端的食品工廠與原料端的供應商，對於供應鏈稽核活動各有食品安全管理議題要面對，一直以來被稽核的企業組織總是有改不完的缺失，甚至不符合要求的類似狀況在不同區域或相同議題仍重複發生，但疑惑的是，例如「爲什麼會發生這狀況？」、「之前開會溝通不是已經決定？」、「如果當時不做……就不會發生這狀況？」管理階層與老闆們已發現問題，工廠內部事情的好壞都是「人」所造成。

已導入食品安全管理系統的食品工廠，基本上應該建立許多程序書、工作指導書與紀錄表單，若依照邏輯而言，人員落實填寫表單，簽名又押日期，一切作業流程應該會順利且完美呀！許多食品工廠將 SOP 束諸高閣，日常作業的溝通完全憑直覺或經驗，或是溝通時比氣勢，表面上是解決當下的問題，但導致問題的眞因仍是懸而未決。工廠管理的事情並非如此單純，再好的管理系統及再完整的 SOP，由不同的人員來解讀，經過腦袋轉一圈後，通常各有巧妙地表現在工作

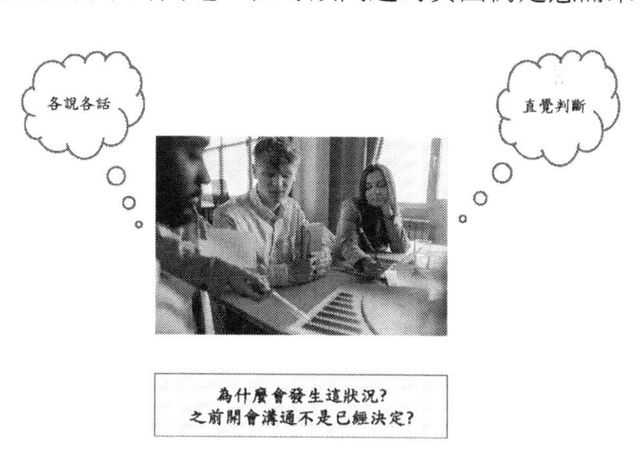

行爲上，造成人員管理上的困擾，在此建議高階管理者，提升員工食品安全認知三要素：

一、建立明確有情境的標準作業程序書（SOP）

文件化資訊是死板的敘述，所以內容必須描述得明確且有情境，並具體可執行與訂出時限期程或頻率，讓閱讀的員工能抓到執行此流程的目的與重點。例如生產設備清潔與消毒作業指導書，單一機械設備製作清楚圖文分解步驟流程，在何處？用甚麼化學品清潔與消毒？執行頻率？由誰負責作業？由誰檢查？讓員工在學習過程就能一目了然。

二、精準確認人員認知

建立 SOP 只是管理制度的方法與手段，充分訓練四大類作業標準程序是必要的活動，而且評估受訓人員的認知更是重要的事，因爲人員認知來自教育訓練轉化後，直接表現在工作中。常見訓練評估都合格，但執行落實度總是高高低低，這是食品工廠最無奈的風險。

三、有效的培訓活動

訓練單位與主管需要引導人員認同的培訓活動，產生自願學習，才能評估有效的教育訓練，不然只是簽到表，一張有分數的考卷撐場面罷了。例如人員年終績效評估後，盤點職能上不足或欲挑戰的項目，經主管面談溝通，雙方承諾職能精進方案，如此員工才會重視培訓資源。

四、重點

企業要永續經營，其整體運作與管理經驗必須有制度地傳承，各項作業程序關鍵步驟的執行人員認知很重要，必須明確知悉關鍵工作的目的和重點、何謂正常、何謂異常及異常後該如何處理，而人員認知必須被確認是正確無誤且不能因人而異，否則品保單位終究一再處理類似缺失而無改善的效益。

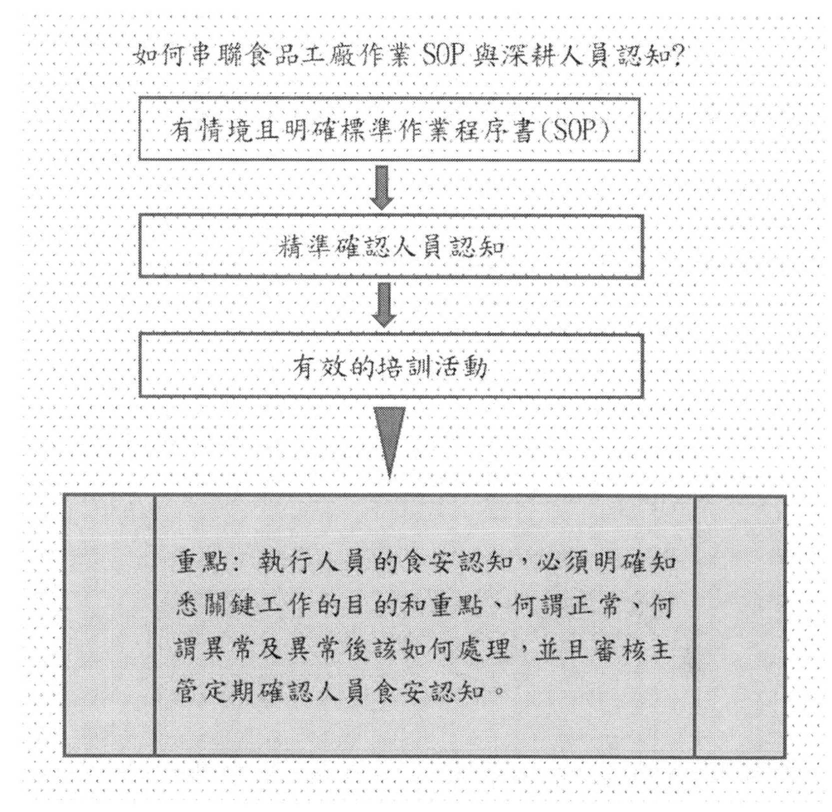

主題探討：部門人員如何落實執行作業程序規範

1.如何確認員工了解與認同作業程序規範？

2.何時再確認部門間員工工作流程的正確串聯？

3.爲什麼稽核標準作業程序，對應的缺失依規執行仍有落差？

第二章
Do -產品製造過程管理

第一節　我知道了，是真的嗎？

明華滿腹委屈的說：「製造課長生氣罵我，做事不用心，溝通過的事情卻又做錯。明明是課長要我做的事，現在卻又另有一番說詞，眞的感覺是被當傻子呀！」這是職場上熟悉的橋段，溝通過程到底發生甚麼事？

多年的經驗累積顯示，不同於例行公事的突發事件，執行人員出錯卻認爲錯不在己，容易出狀況的誤區有四，包括人員交談、會議、通訊軟體公告與作業程序之表單。

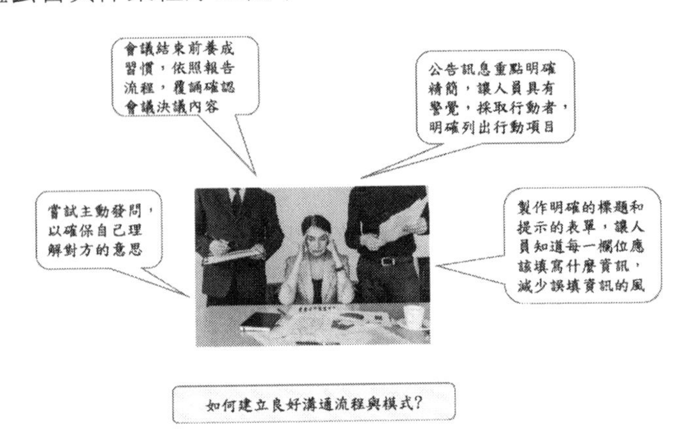

如何建立良好溝通流程與模式?

一、人員交談

當主管臨時交辦事項或傳達命令，說話的主管話說得振振有詞，聽話的部屬聽得戰戰兢兢，然後主管一句：「就先這樣，快去做吧！」此時，明華回答：「我知道了！」即勇往直前執行工作去，然後就發生滿腹委屈的戲碼。如果養成習慣對溝通內容做二次確認，就能避免彼此對溝通內容認知的落差，或許明華滿腹委屈的戲碼會大量減少。

建議自主掌控，例如：說——要求自我簡潔明確與清晰表達，聽——嘗試主動發問以確保自己理解對方的意思，同時也可以反饋自己的想法，以確認是否有誤解。

二、會議

每次主席一定有重要的事情或主題要宣布與報告，萬一主席說話無重點，或是會議時間過一半，大家還不太確定開會的目的，直到會議討論結束，以爲終於解脫時，主席突然追蹤前次會議進度，又有人要罰站了，另一位苦主明華替身 A 出現。建議自主掌控，例如記錄人員於會議開始前，務必向在場所有人員報告會議目的和預期的結果，確保所有與會者都清楚會議的目的。若主席說話無重點，記錄人員需要主席在轉換議題時，立即反饋主席對於此項任務與執行計畫，確定負責人和截止日期，會議結束前養成習慣，依照會議報告流程，覆誦確認會議決議內容。在會議結束後，分發記錄給所有與會者，並追蹤行動計劃的執行情況，以避免主席有心而執行人員卻無意的狀況發生。

三、通訊軟體公告

工廠內常見 Line 群組上出現冷冰冰或是口語化的文字，部屬員工看了後，心中各有定見，經過腦袋轉一圈，作法也各有巧妙，或許明華替身 B 又出現。建議自主掌控，例如，無論以正式布告欄貼出公告，在 Line 群組發布訊息，必須確認主旨與內文重點一致且明確精準，讓接收到訊息的人員具有警覺，若需採取行動，則明確列出所需行動項目，包括截止日期、負責人、聯絡資訊、要做甚麼事及沒做會有甚麼風險。

四、作業程序之表單

常見於師徒制的企業文化，生產人員需要填寫作業資料，及紀錄方式是前輩口說釋義，更糟的情況是，新人上線無交接，表單紀錄方式就只能自己解讀，然後自立自強，等到追蹤追溯稽核時，或許明華替身 C 又出現。建議食安小組設計表單的邏輯，例如，明確的標題和提示，讓記錄人員知道每一欄位應該填寫什麼資訊，在欄位旁邊或表單下方加上說明，減少不必要的欄位，只列出必要的資訊，使用勾選框方式，讓記錄人員可以從預設的選項中選擇，減少錯誤填資訊的風險。在溝通與訓練後，測試同部門多位員工（不限擔任紀錄者），共同對一份空白表單做紀錄，然後各自解說紀錄內容、目的和重點，以確認人員對作業標準認知的正確性。

五、重點

食品工廠運作人多口雜，若未建立良好的溝通流程與模式，各部門間或人與人之間，無謂的爭端仍舊會不斷發生，爲了減少或杜絕「明華」事件，企業經營與工廠運作需建立溝通正確理解訊息的規則，請先釐清老闆或主管傳達訊息的目的、主題重點與自己的想法計畫，主動用自己的理解反問對方，自己的認知是否正確與恰當，別讓溝通誤區降低了公司營運作業的效率與效益。

如何建立良好溝通流程與模式?
人員交談
會議
使用通訊軟體公告
作業程序之表單
重點: 建立正確理解訊息的內部有效溝通規則，主動用自己的理解反問對方，自己的認知是否正確與恰當。

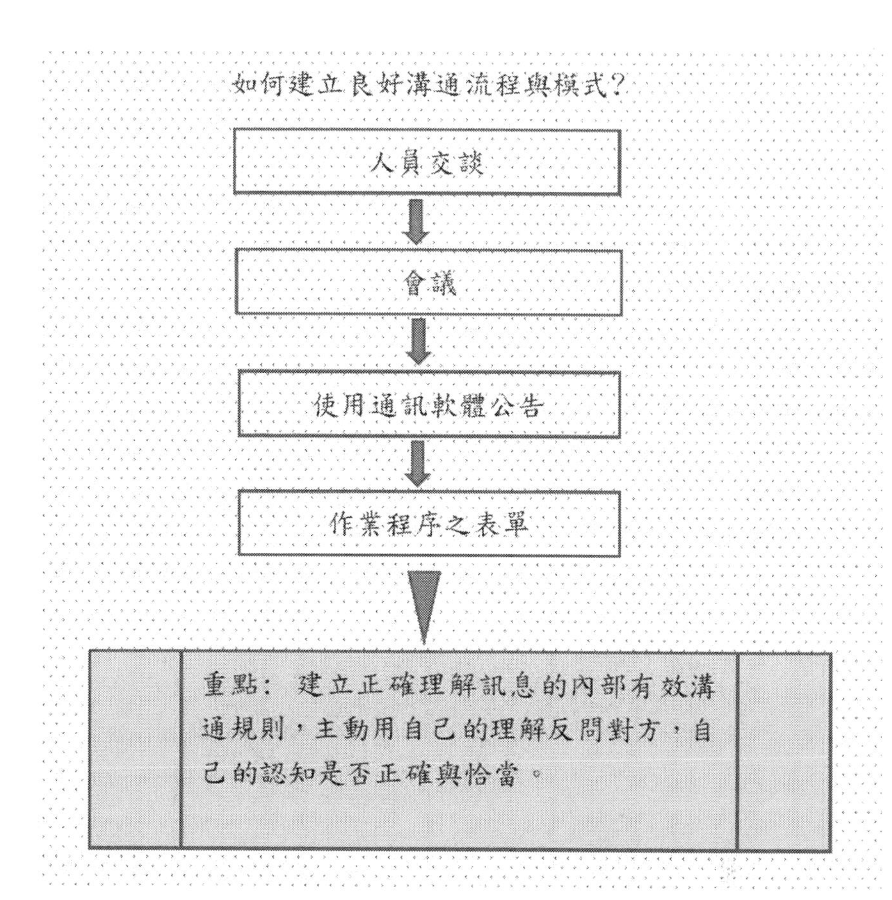

主題探討：工廠內部有效溝通的潛規則（約定成俗無 SOP）

1.如何確認主管口頭臨時交辦任務是否具急迫性或重要事項？

2.對於廠內公告或群組的討論，如何確認人員已達預期目標？

3.品保人員如何溝通讓對方明白且認同他的作業規範與食安有相關？

第二節　食品工廠人員落實執行標準作業程序

食品工廠不分規模大小，10 個人要處理的問題在發展至 30 人規模時可獲得解決，可是又發生更多之前未遇見的新問題，A 員：以前都不用寫這些表單，爲什麼要這麼麻煩？B 員：眞不懂老闆想甚麼，現在工作都做不完，爲什麼還要做國際食品安全管理系統？C 員：多一張證書，產品就比較好賣嗎？工廠內部事情的好壞都是「人」所造成，所以把「人」的問題先釐清並排解，或許員工落實作業程序的執行力可大幅提升。

在許多中小型管理制度相對模糊的食品工廠，其經營者（老闆）大多勞心勞力，工廠管理難免親力親爲，因爲員工無章法依循，只能等待老闆直斷的命令，整個工廠無法自行運作，延伸出不穩定的食品品質與衛生安全之產品，如何讓人員能落實執行標準作業程序（食品工廠四大類管理程序：管理／製造／品質／衛生），需考量下列事項：

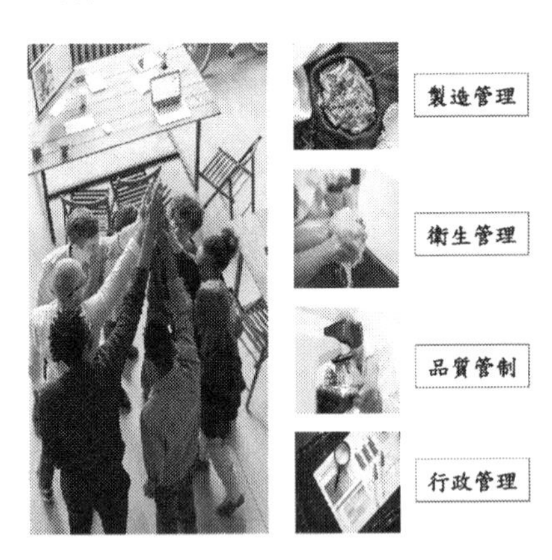

食品工廠食品工廠四大類管理程序

一、參與規範制定

執行標準作業程序的部門人員一起與品保人員討論、規劃與制定作業內容，如此才能讓執行單位（人）知曉公司規定、法令要求、作業目的與重點，以及制定監控的表單紀錄，建立明確的標準作業規範，避免以口述師徒制方式作爲日常作業的依據。

二、知悉作業流程關係

人員應了解自己部門負責的作業程序（SOP）有多少，同時還需確認部門彼此間作業流程的順序與交互關係權限，公司運作是由各部門間共同完成。例如採購單位同一天向不同供應商採購多樣的原物料，依原物料不同交期，將陸續在未來不同天到貨，而原料倉庫負責查收原物料，但當天查收的各項貨物，則是採購單位在過去不同日期所下的訂單，因此部門之間有著工作交互關係，彼此作業流程溝通必須及時暢通。

三、依規範明確溝通

管理者對於同仁工作要求與態度須明確，由上而下有效溝通後依規範執行，各部門堅守程序規範，讓人員充分明白 SOP 的必要性，強力要求之後的習慣成自然，最後變成企業文化。例如部門執行作業，來自另一個部門的流程（輸出）提供資訊或物料，接手執行作業前（輸入），雙方部門人員必須確認是否符合規定，堅守規範要求爲前提，接手執行部門的人員可拒收有缺失的資訊或物料。

四、賦予執行人員當責

許多經營者（老闆）誤把產品品質與衛生安全的缺失，認爲品管人員監督把關不嚴謹，但無形中讓執行單位認爲工作無需盡力，反正品管人員說的才算數。經營者（老闆）應培養執行者自主管理與結果承擔的自信，品管人員則是當作二次確認執行結果的保證，並要求人員參與異常分析與改善狀況的承諾，而非只是惡意性服從。例如客戶抱怨工廠出貨品項數量錯誤，品保人員應該澄清成品出貨時，倉儲人員是否正確理貨，司機與倉儲人員是否對點貨物清單才上貨，矯正措施非加上品管人員再確認一次，這將導致倉管人員的管理責任移轉到品管人員身上。

五、重點

有管理制度的公司其運作是由各部門間共同完成，員工落實各自標準作業程序，作業有依據而不會因人而異，同時串接彼此間作業的順序，才能讓工廠運作穩定，高階主管及經營者（老闆）只要掌控大方向及追蹤部門主管進度，則可讓衛生安全的產品穩定產出。企業中有兩大類的人員，一類是排斥公司制度、懶散心態或帶壞風氣的員工，高階主管需透過溝通與要求，漸漸地改變員工行爲，或是自覺不適而離開，另一類是有心願意落實作業規範的員工，期待在企業內有良好發展，高階主管則需布建企業願景與讓人有感的獎勵制度，讓他們能用心與安心在公司企業內成長與打拼。

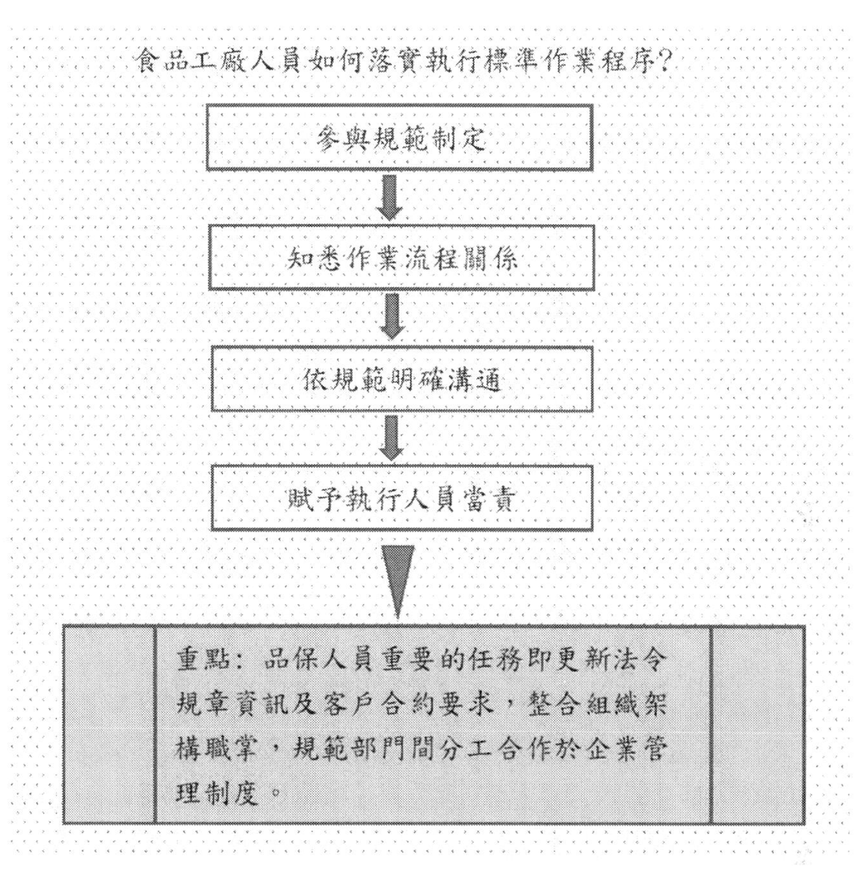

主題探討：

1.如何評估受訓人員對其作業標準程序之認知？

2.身爲主管如何交辦工作給下屬且讓其把事情做好？

3.對於員工自主管理每日執行作業的流程和結果不如預期，身爲主管的你，下一步要做甚麼？

第三節　食品法規鑑別與食安管理系統更新

進口食品在國外合法製造，卻成了非法進口或誤用的狀況，這就是典型的製造國的食品廠與進口銷售國的食品業者對彼此法令法規不熟悉的結果。多年前食品安全事件一連串爆發時，消費者與媒體都提出質疑，許多食品業者都有食品 GMP 和 ISO22000，為何仍舊躲不過食安風暴！這其實有一些誤解在，食品安全管制標準是一種管制工具，是一種管理架構，需要人員落實持續運作的規範。食品安全標準與規範明確要求，企業必須依照產業類別符合法規要求，言下之意，企業必須有能力證明自己符合法令法規要求，而非取得證書等於符合法令規範。

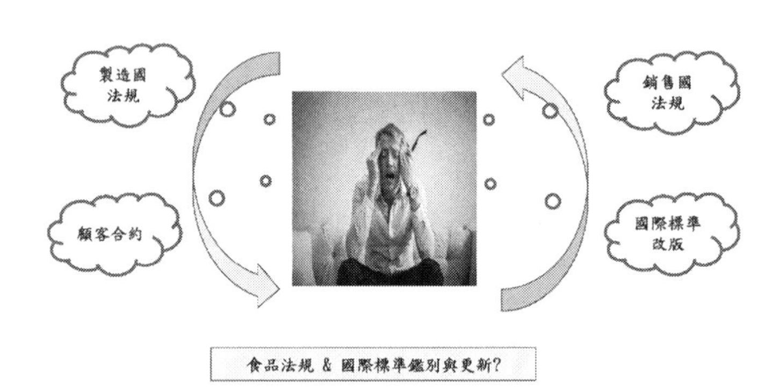

食品法規 & 國際標準鑑別與更新?

一家食品工廠負責法規鑑別的人員如何執行這項任務？最常見的就是找一位先生或小姐，每天（每周／每月）上網瀏覽衛生福利部食品藥物管理署食品法規，若有新公告法規就轉發給相關主管，接著開會討論需更新修訂的作業內容，然後……。其實，邏輯上這路徑沒錯，但沒有一個監督追蹤機制，確保與企業有關法規已經內化到食品安全管理系統，當主管貴人多忘事，或已交辦事項無疾而終，等東窗事發才來究責已經爲時已晚。

思考一下，爲什麼要蒐集法規？工廠管理制度若無法及時了解新的法律法規的要求，可能會出現違法行爲，導致相關產品被禁售或處罰，相關產品的品質可能會出現不符規定問題，造成消費者健康風險，對企業的品牌形象聲譽甚至經濟收益造成傷害。這當中先要找到對的人（A 君）來鑑別與企業有關的法規，A 君應具備合適的專業知識和技能，並能夠持續關注法規資訊的更新情況。A 君位高權重嗎？否則發 e-mail 給部門主管可能只是單純一封通知罷了，在此建議高階管理者三個關鍵管制查核點：

一、授權專責人員

老闆授權 A 君法規更新監督追蹤主管機制，確保被通知的主管正視 A 君發出的 e-mail，例如從發布消息給主管 7 個工作天內必須回覆 A 君是否與其業務相關。

二、追蹤與回饋

若被通知的主管有回覆 A 君，確認法令法規與其負責業務相關，則 A 君持續追蹤該部門執行進度，以及修訂作業標準程序狀況。例如建立一個雲端法規資訊的追蹤系統，確保法規更新資訊的有效管理，並能及時提醒相關人員。若被通知的主管確認法令法規與其負責業務無相關，則回覆 A 君後結案。

三、結案與發行

當完整修訂的標準作業文件經授權人員審查與核准，最終至文件管制中心發行列管文件化資訊，A 君本次新的法規鑑別工作才結束，而企業依作業標準程序規定展開的相關活動才正式開始。

四、重點

當食品安全衛生相關法規正確納入食品安全管理系統，下一步品保單位必須在法規生效日期開始前，對外溝通與要求供應商承辦人員，對內完成溝通與訓練相關人員，確保自家企業合法是最基本與最重要的任務。

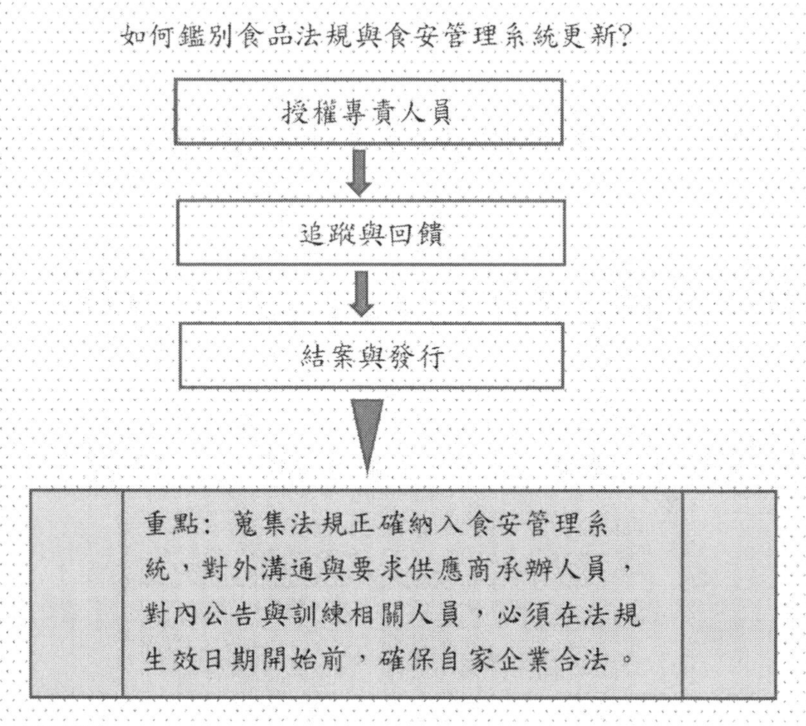

主題探討：

1.如何鑑別與產品相關之國內外食品衛生法規？

2.供應商進口原料檢驗報告項目與國內法規要求不同時，該如何處理？

3.如何證明查收檢驗報告的人員具有判讀報告合格與否的能力？

第四節　食品工廠員工應具備食品安全危害的風險意識

消費者的食品衛生安全意識即腦袋中所想吃下肚的東西，如組成分、安全性與營養分等各種心理過程的總和，而工廠的食品安全議題總是有不可預期的事件發生，包括交叉污染、健康與衛生、病原體、清潔維護及貯存和運輸等，所以消費者、食品製造業者與政府皆有責任彼此提醒與監督，藉由提升全民食品安全危害與風險意識，讓食品消費市場透明流暢，人人買得安心、吃得放心。

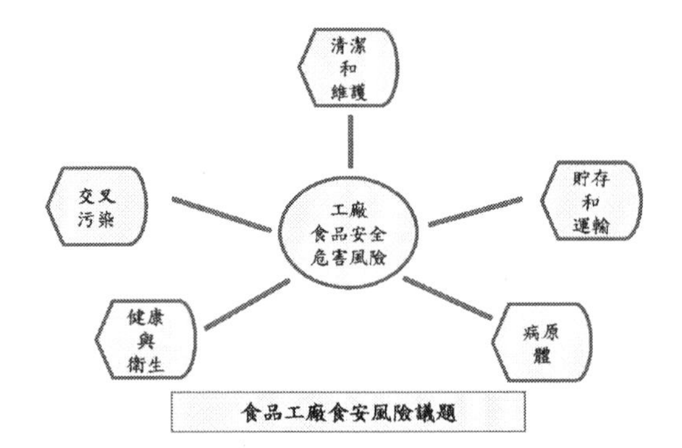

食品工廠食安風險議題

食品工廠的高階管理者，一直面對客戶期待與抱怨的訊息，同時，品保單位也發現，異常狀況會出其不意冒出，企業經營者總認為已經建置科學化管理制度（國際食品安全管理系統標準），為何仍舊無法防止類似問題發生？其實，食品工廠人員對食品安全意識的覺知，與做事心態是關鍵，如果員工缺乏食品安全危害和風險意識，可能會導致作業過程交叉污染與食品衛生安全問題發生。食品安全管理小組（HACCP 小組）需要審視產品內容物的食安危害風險，也需要每日不斷溝通對員工的生產作業之衛生與安全，在此提供高階管理者規劃與鑑別三個議題，以提升人員食品安全意識：

一、提升人員關注食材

澄清工廠使用的原物料與消費者在乎的食品安全議題相關性如何？媒體報導與消費者關心的議題包括細菌污染、食品添加物超量使用、農藥殘留、動物用藥殘留、基因改造食品、輻射汙染食品、生長賀爾蒙殘留、傳染疾病（狂牛症）及黑心食品等。若自家產品配方與上述議題相關聯，全體員工則要謹慎把關與規範。

二、人員溝通與訓練

全員參與由經營管理者至第一線生產從業人員，必須定期將上述各類食品安全議題進行溝通與訓練，提供員工食品安全相關的培訓，讓員工能夠了解不同食品安全危害的種類、發生原因、防範方法等知識，讓員工知曉公司的食品安全政策要求，每位員工養成關注工廠內部食品安全危害的意識，透過有感且激勵人心的獎懲制度，讓全體員工能積極主動回饋，改善食品安全管理系統的水準，或降低發生產品品質與衛生安全異常的事件，讓高階管理者能及時做出因應對策與議案。

三、持續改善食品安全管理系統

最重要也是最困難的一步，當客戶抱怨與廠內發現不符合事項問題出現，如何利用缺失推動食品安全管理系統的改進？我們需考慮兩個指標，一個是品保人員開出異常處理單，藉由缺失單位進行原因分析，提出（可能）有效的預防措施，這屬於亡羊補牢的落後指標。

另一個是，透過展示實際的食品安全案例，使員工更加深入理解食品安全問題的嚴重性，並提高他們的風險意識，評估自家工廠現況有無風險，藉此強化幫助改善食品安全管理系統，這是企業經營預防食安風險的領先指標。

四、重點

食品工廠必須有明確的食安風險管理規劃與思維，包括哪些危害？哪些風險？哪些人員？需要什麼能力？如何訓練？日積月累強化人員的食安風險意識，以降低食品安全危害和突發性事件發生。因此，培養員工對於日常潛在的食安風險意識，是高階經營管理者與品保人員的重責大任。

食品工廠員工應如何提升食品安全危害的風險意識?

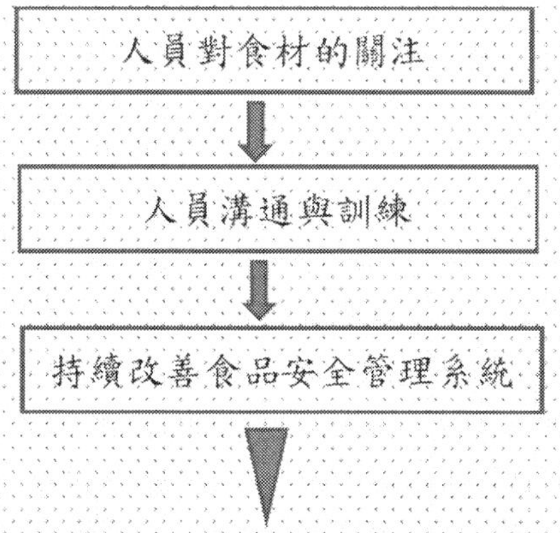

重點:品保單位會同訓練單位規劃食安風險管理與思維，包括哪些危害？哪些風險？哪些人員？需要什麼能力？如何訓練？以日積月累強化人員的食安風險意識機制，降低食品安全危害和突發性事件發生。

主題探討：培養員工食品安全危害與風險意識

1.如何測試員工的食品衛生與安全意識？

2.由誰主導才能讓員工知曉公司食安政策且願意配合執行？

3.如何讓全體員工願意積極主動，回饋工廠與作業中潛在的食安風險？

第五節　食品研發與業務的共同利基點

一家專門生產甜點的食品公司，最近開始研發一款新產品——冰豆花。冰豆花是一種口感柔軟，入口即化的甜點，味道鮮美，非常適合夏季食用，不過，當研發團隊向業務單位提交冰豆花樣品時，卻發現業務人員對這個產品的看法和需求完全不同。業務人員認為，冰豆花入口過於軟爛，沒有足夠的口感，無法滿足委託代工的客戶需求，業務主管希望研發團隊能夠將冰豆花的口感調整得有「凍感」。研發團隊和業務單位之間的意見分歧漸漸擴大，業務人員發現他們無法向通路客戶提供一款滿意的新產品。

在企業的經營中，研發部門收到業務同仁提報要求配合主動上門的通路客戶，急著要開發上市新產品，又或是公司銷售業績無亮點時，為了接到客戶訂單，被業務同仁要求自行開發新產品，以便拜訪通路客戶推銷自家產品，請大家思考公司業務部門和研發部門該扮演甚麼角色？

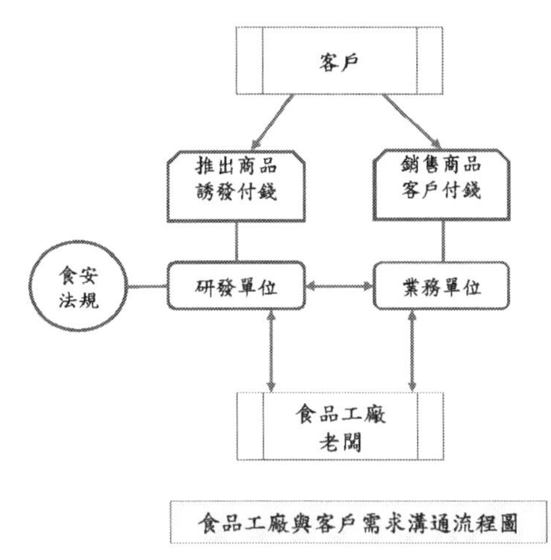

食品工廠與客戶需求溝通流程圖

從過往銷售的成功經驗是否可以複製，自家生產的商品是在飽和市場還是新興市場，產品是通路客戶要的還是業務同仁期待的？公司若要新品上市成功，研發部門需有能力主動蒐集可信的市場消費動態，言下之意，業務部門資訊與通路客戶要求不可盡信，因此，透過多方溝通並綜合市場趨勢，回報通路客戶更中肯的商品開發建議，是非常重要的事。在此提供研發部門溝通三個面向，以提高新品上市成功銷售的機會：

一、研發人員與通路客戶溝通

直接與客戶溝通想要的商品，若客戶給的需求越抽象，研發人員更要有能力轉化成具體可量化與可陳述的新品項目與資訊，讓彼此認知逐漸趨近有共識。

二、研發人員與業務部門溝通

在契合公司願景與核心價值前提下，確保原料來源持續穩定，業務人員想要的新產品重視價格，還是重視風味口感，最終仍是需要通路客戶接受的提案，此步驟回歸前一個溝通議題。

三、研發人員與製造部門溝通

最後臨門一腳，即是客戶想要的新品，自家生產機器是否能夠量產製造，當試吃滿意卻試車不如意，這是最令人扼腕的事。所以，研發人員與製造部門要能敏捷靈活，讓現有設備能力做擴充，萬一製程無法突破，研發人員與業務人員需協力合作，一致溝通遊說通路客戶，對於新品調整口感風味與製作成本上有更加的競爭力爲由，共同爭取客戶訂單創造雙贏利基點。

四、重點

改變傳統食品工業研發部門對外封閉資訊潛規則，宜隨時收集國內外產業消費現況，敏銳感知市場趨勢，搭配成本、靈活、效率與美味爲新品開發基礎，業務團隊與研發人員在串接市場消費動態與企業核心價值方面，需要了解目標客戶想法是否符合市場趨勢，採用敏捷開發方法並培養創新文化，以提高業務部門、製造部門與通路客戶之良性溝通，以協助企業爭取更多訂單，與品牌知名度曝光。

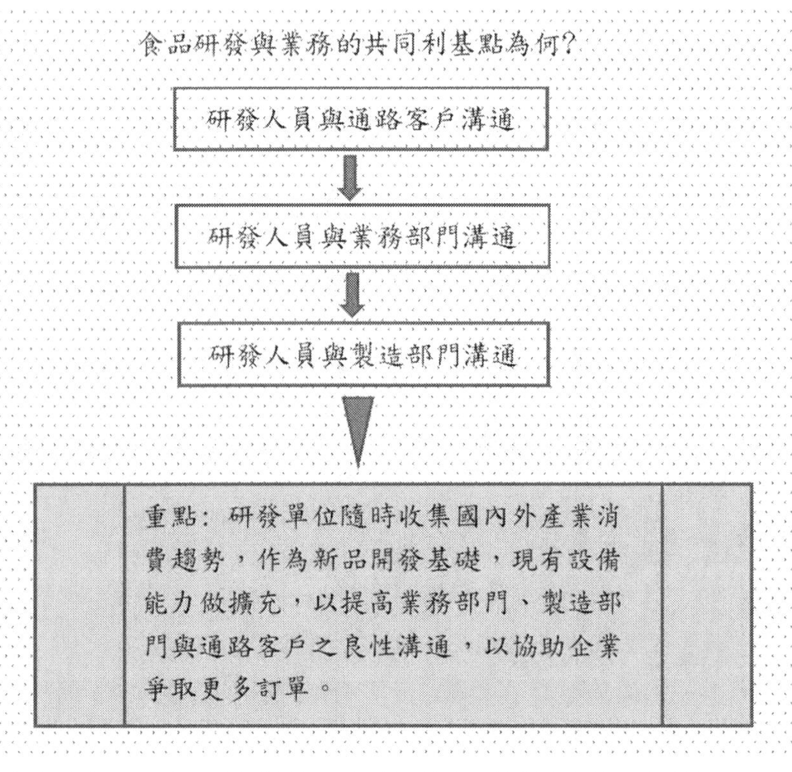

主題探討：研發人員蒐集可信的市場消費進行客戶溝通

1.研發人員如何提問，將對方需求轉化成具體可量化與可評估的資訊？

2.研發人員如何串接市場消費動態與企業核心價值？

3.研發人員如何在配方設計與設備能力間達到要求的生產績效？

第六節　食品工廠過敏原危害風險管理

有多位食品工廠品保人員提問，食品過敏原未納入 HACCP 計劃書之危害分析，二者稽核老師開了缺失，彼此有了爭議。因此，分享討論食品過敏原併入食品安全危害分析重要管制計畫的適當性，本篇不評斷稽核人員開缺失之對錯，一切以稽核查檢表要求做判斷依據。

解釋名詞

◎二者稽核：買賣雙方為二者之間，來自客戶買方端的稽核，稱為二者稽核。工廠規劃執行的內部稽核，稱為一者稽核，來自買賣無關的第三方公正單位，工廠自行申請外部驗證機構驗證，稱為三者稽核。

食品過敏原管理已是食品工業全球化國際貿易之重要議題，衛生福利部食品藥物管理署於民國一百零九年七月一日生效執行食品過敏原標示規定共 11 大類，分別是甲殼類、芒果、花生、牛奶、蛋、堅果類（例如杏仁、核桃、腰果等）、芝麻、含麩質之穀物、大豆、魚類以上及其相關製品和亞硫酸鹽類或二氧化硫，展現食品衛生安全相關法令與國際接軌。不同國家公告食品過敏原標示規定內容會有差異，例如日本七種常見的過敏原，分別是雞蛋、牛奶、小麥、花生、蕎麥、蝦和蟹，澳大利亞十一種常見的過敏原，分別是牛奶、雞蛋、花生、堅果類（核桃、杏仁、松子、巴西堅果、山核桃等）、芝麻、魚類、貝類（如甲殼類動物和軟體動物）、小麥（含麩質）、大豆、芹菜和芥末。由於食品加工的原料食材豐富化，產品銷售範圍也有機會擴及全球，食品過敏原可視爲化學性的危害，消費者食用後，對於人體可能的危害包括蕁麻疹、嘴巴腫脹、腹部絞痛、呼吸困難及喉嚨窒息感，嚴重者可能心肺呼吸緊迫和休克而致死。

一般食品安全危害分析是針對產品製造步驟中，如接收原物料、加工、配送和交貨，可能存在、引入、增加或留存的各項食品安全危害，例如病毒、微生物、異物及限量使用食品添加物等進行評估與鑑別。從產品配方、製程中的秤重、混合、調理、充填至包裝，若某一製造步驟因過敏原（化學性）判定爲 CCP，過敏原成分如何在製造步驟中選用適當的管制措施，防止或減少危害至可接受範圍，食品過敏原之管制界限如何量測？合理地把食品過敏原議題納入前提方案（PRP），關注現場作業進行各項風險分析與管理，以減少交叉接觸風險是更恰當的做法。食品業者常見錯誤風險作業包括產品標示錯誤、配方不正確、清潔不落實、重新加工產品管制不要求及交叉接觸（人流／物流／氣流）而造成消費者的健康危害。生產單位應嚴謹地確認設備設施清潔作業規範是否有效清潔，因爲設備的殘渣碎屑事件將從單純設備衛生議題提升爲食品過敏原管理議題，在此提供品保部門關注三個面向，以杜絕製造產品時，食品過敏原交叉接觸的機會。

配方不正確

產品標示錯誤

作業過程交叉接觸

設備設施清潔不落實

重新加工產品管制不落實

食品業者對食品過敏原常見錯誤作業

一、鑑別食品過敏原

食品業者需鑑別食品過敏原交叉接觸的來源與流程（來自原料、配方組成、環境、人員等），在製造食品時，首先要進行食品過敏原風險評估，以確定哪些食品過敏原可能會出現在產品中。

二、建立食品過敏原管理程序

相關部門間分工作業須防止交叉接觸（標示、儲存、製造與包裝），涵蓋所有潛在的過敏原交叉接觸來源執行風險評估，判定中、高風險者，需建立有效清潔衛生查檢程序，這些清潔衛生程序必須確認能有效防止食品過敏原殘留，例如實施明確嚴謹的顆粒甜點充填機清潔程序，拆卸製造設備零件，專注設備套組死角，確保員工在生產線上使用的所有設備和工具都被徹底清潔，再依過敏原塗抹套組，檢驗過敏原反應結果作爲清潔確認證據，針對設備表面及產品內容物，建立內部外部監測計畫，證明透過食品過敏原檢驗，確認防止食品過敏原殘留措施被落實執行。

三、定期員工教育訓練

介紹食品過敏原交叉接觸風險管理的相關知識、注意事項及相應對的處理方法等，瞭解廠內產品中各種食品過敏原，使員工更加熟悉相關規定和作業標準。例如模擬演練讓員工更好地理解食品過敏原交叉接觸風險管理，模擬各種情況下的處理方式和流程，並且給予反饋和評估，加上定期考核員工對於食品過敏原交叉接觸風險管理的掌握情況和執行能力，並且對不足之處進行及時的溝通和要求。

四、重點

過敏原危害風險管理可以根據實際情況和需要進行組合和調

整，以提高員工對於食品過敏原交叉接觸風險管理的認識和掌握程度，無論是品保人員、稽核老師或被稽核者，站在食品安全危害風險管理角度，爲了符合國際食品大廠對供應鏈的食品安全管理要求，大家須隨時關注各國家的法定食品過敏原內容，留意最新公告法令是更重要的事。

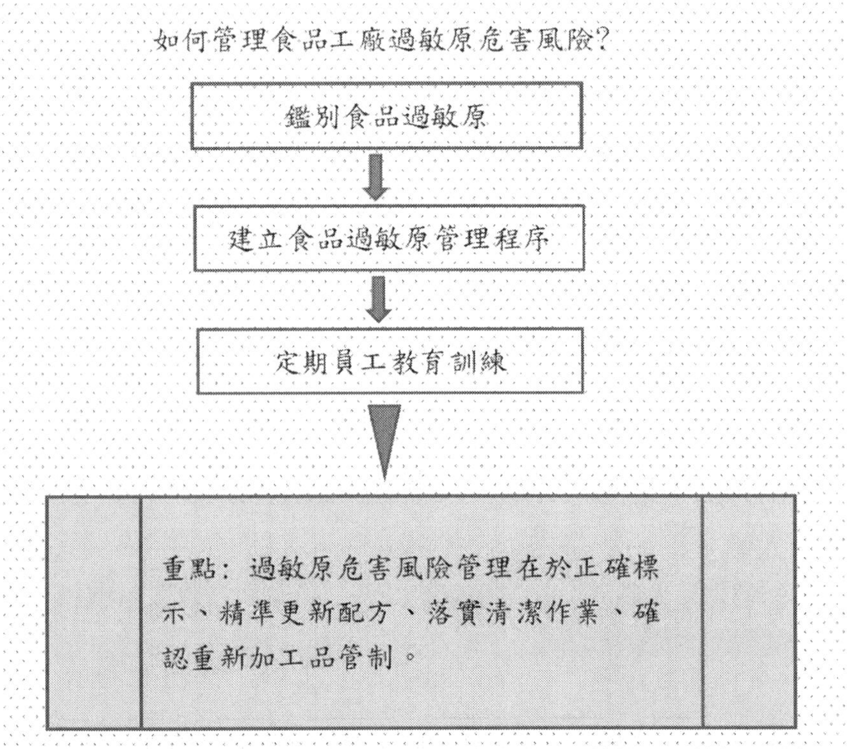

如何管理食品工廠過敏原危害風險？

鑑別食品過敏原

↓

建立食品過敏原管理程序

↓

定期員工教育訓練

↓

重點：過敏原危害風險管理在於正確標示、精準更新配方、落實清潔作業、確認重新加工品管制。

主題探討：食品過敏原對食品工廠之管理實務

1.如何有效對製造設備設施的死角進行盤點與鑑別？

2.食品過敏原料（單一與複方）之清冊在何時更新並與供應商溝通？

3.如何避免內容物與包裝資訊說明不一致？

第三章
Do –產品製造結束後管理

第一節　食品製造作業現場之有效品質管制

在食品工廠實施品質管制活動經驗發現，現場的作業人員對此有些距離感，無論是 QC 七大手法還是製造作業品質工程圖，品保單位的標準作業程序常被視爲朦朧模糊的學術理論，因爲，老闆們抱怨原料抽驗檢查合格，製造單位仍發現原料品質異常，而製造作業參數正確，但成品品質仍有瑕疵，產品抽驗合格，業務單位仍然接到客戶抱怨，其中發生甚麼事情呢？

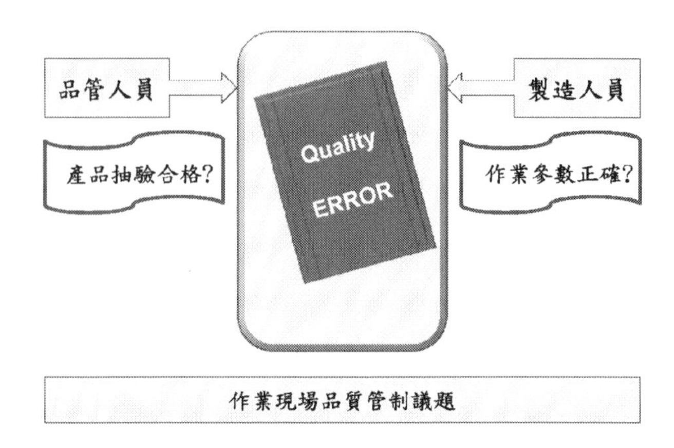

作業現場品質管制議題

若食品產業中，有效的品質管制是必要的手段，就需要考慮消費者在意的各種食品品質要素，並根據不同的食品類型和市場需求，以食品的物理、化學、生物、感官和營養特性，包含食品的外觀、色澤、形狀、大小、質地等感官特性，風味、香氣、口感、甜度、酸度等味覺特性，食品的營養成分，保存期限和包裝方式，制定合理的標準和規範，建議應該從最重要的「人因」做處理，高階管理者必須知悉，第一線的生產作業人員是最重要的「夥伴」，產品好壞皆由此做最後的決定，但高層討論公司發展議題，以及重要客戶新期望等，作業人員大多資訊斷層，每日不斷重複卻不知爲何而做，工作的疑惑因而產生。建議重新進行有效溝通，讓產品品質更能具體感受與呈現，並想方設法更直接獲得作業人員信息反饋，其中包含：

一、鑑別品質要項

從原料領取至產品入庫，品保人員與作業人員討論一連串步驟中，哪些作業步驟會明確影響品質展現，例如風味、顏色與口感…等，應定期校準作業人員感官性的品質認知，避免只是執著於精準設定機台參數與紀錄。

二、有目共睹的品質監督

在製造作業標準程序與成品與半成品檢驗標準作業程序中，其規範製造人員與品管人員必須展現可監督量測的數值，例如半成品與成品的重量、糖度、溫度、黏度……等，一者應證明已落實執行製造作業標準，二者透過抽樣檢測確認正確無誤，各司其職的前提下，品管人員是扮演再次確認後按「讚」，而非到作業現場對作業人員的執行結果「雞蛋裡挑骨頭」。

三、可接受的允許誤差

品質管制實務上會有兩種品質變異狀況，一者爲事故變異，偶發事件的明顯異常必須馬上處理，並分析原因避免再發生。二者是機遇變異，常發生卻影響不明顯的狀況，一般都歸咎於微小變異，以非專案方式處理，但專家建議企業訂定確認「人員職能」頻率，及機械耗損允許誤差，否則抓大放小導致品質異常總是抓不到改善重點。

名詞解釋

◎事故變異：通常是由於錯誤或意外引起的狀態，例如製造機器發生故障，導致產品品質下降。

◎機遇變異：隨機或機會性因素所造成的變化或偏離預期的狀態，例如飲料充填量，因械設備老舊導致精準度雖 90%在允許誤差範圍內，爾偶會造成運輸載運超過重量。

四、重點

關於作業現場有效執行品質管制議題，或許品保單位人員可一起思考，提供食品安全和品質管理的培訓，提高員工食品安全、品質意識和技能水準，工廠製造流程中，是否增列檢測或監控的項目，讓產品製造過程中能及時發現異常並改善的機會，期待減少客戶對產品品質不良的抱怨。

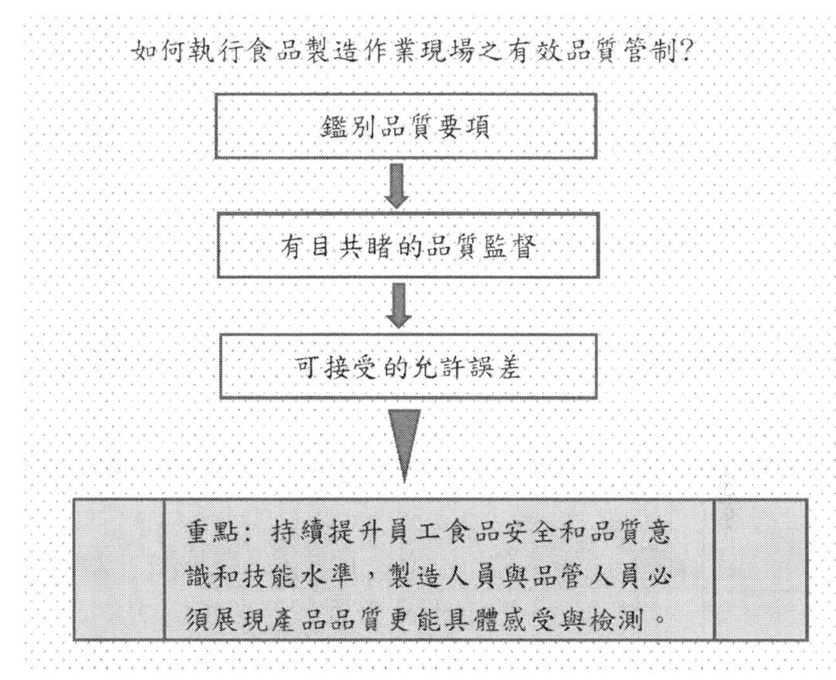

主題探討：執行有效品質管制活動

1.如何盤點與制定影響產品品質可量測之機械耗損允許誤差？

2.如何培訓主管人員以判斷和確認人員的工作職能？

3.如何評估客戶抱怨是否增列檢測或監控的項目？

第二節　食品原料與產品之倉庫儲存溫度管理

幾位業界品保主管剛好都討論到倉儲管理議題，關於如何執行與監督量測自家原料與產品的冷卻儲存、凍藏儲存與常溫儲存，或許大家可以彼此交換心得，規劃更適當的管理作業程序，除非食品製造業者能證明自家倉儲過程中無需管制溫度或濕度，別為了應對稽核活動，一直做著無謂的倉儲溫溼度記錄。

當客戶端對於低溫產品出貨時的溫度有所質疑，倉管人員與品保人員面臨的是如何提出客觀證據，證明自家企業有此能力。依據食品良好衛生規範準則中第六條食品業者倉儲管制，其食品原料與產品儲存溫度之第四項規定，倉儲過程中需管制溫度或濕度者，應建立管制方法及基準，並確實記錄。對於冷凍溫度-18°C以下和冷藏溫度7°C以下凍藏點以上，此定義是基本常識，但必須先確認清楚量測記錄的對象是食品、設備還是貯存環境的溫度？因此，食品製造業者先要釐清冷卻儲存與凍藏儲存的目的，冷卻儲存目的是在短時間將產品溫度將低至目標溫度，致病菌大多在攝氏 4°C至 60°C之間迅速滋生及繁殖，在此範圍之外繁殖速度會減慢，但其後環境適合時，細菌又會繁殖。以供應鏈的角度而言，品保人員要關注低溫原料供應商，請確認他們的批次產量、低溫倉儲空間與出貨速率是否合理，否則供應商會有產品溫度冷卻不及就出貨的風險，留意別只靠著進料時，品管人員抽樣驗收當作所有商品的溫度。

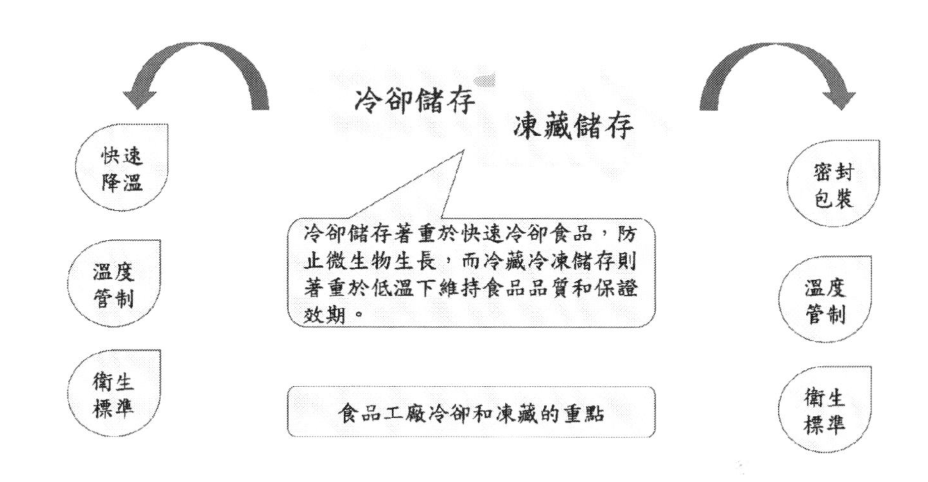

一、冷凍冷藏倉庫能力

鑑別空間／溫度之間的相互影響因素，既有空間儲放半滿倉與滿倉商品，要求相同的中心溫度，所需時間不一樣，例如，冷藏蛋品或生鮮肉品出貨必須證明中心溫度爲 A°C，此類產品有周轉率快速之特性，則企業必須設計足夠的倉庫空間與合理的冷卻時間，並設定倉庫冷卻溫度爲 B°C，其中 B°C<A°C，確保出貨時產品溫度爲 A°C 以下，展現產品品質與衛生安全，讓客戶相信且安心。

二、產品入庫之時間與溫度

冷凍商品最常被挑戰如何量測中心溫度<-18°C，冷凍商品的表面溫度會比中心溫度低，這是因爲冷凍商品放入冷凍庫時，外層會首先接觸到冷氣流，從而使得外層的溫度下降，而內部的溫度則較慢下降。冷凍冷藏倉庫主要監控貯存環境的恆定溫度，而且溫度計感知器設定於環境相對高的區域，通常在倉庫門口附近，這議題較無爭論。例如品管人員進行試驗，以探針式溫度計實測半凍結冷凍商品中心

溫度，入庫放置冷凍庫相對離出風口最遠位置（溫度相對高），以客觀連續監控數據取得商品中心溫度<-18℃所需的時間，決定穩當的時間與溫度規範，如果發現溫度異常，立即採取行動。

三、倉庫溫度紀錄

對常溫保存原料或商品的食品製造業者，認爲自然環境溫度高低無法控制，倉管人員每天對倉庫內的溫度進行檢查和記錄，其來自於客戶的稽核要求頗爲困擾。品保人員請考量下列事項，例如產品包裝材質的透氣性，生產作業的環境溫濕度，以及倉庫是否有陽光照射與通風狀況是否良好等議題。作業環境中空氣的絕對濕度、飽和濕度、相對濕度與溫度之間有著相應的關係，就算成品包裝材質密封後是不透氣不透光，當儲藏溫度發生了變化，則可能影響產品包裝內的濕度。品管人員需評估常溫倉庫溫濕度變化，產品是否可能因此造成細微的品質影響，記錄資料要妥善保存，定期執行品質分析，以便掌握及訂定倉庫溫度允許變動的溫度範圍，同時規劃因應措施。

四、重點

員工應該接受定期的培訓，了解食品儲存的正確方法以及如何使用監控系統，確保員工遵循正確的倉儲作業標準程序，包括檢查產品品質、溫度記錄和清潔狀況等，持續測量和監控溫度，維持恆定的溫度並建立監測和紀錄系統，證明符合食品良好衛生規範準則和客戶合約要求！！

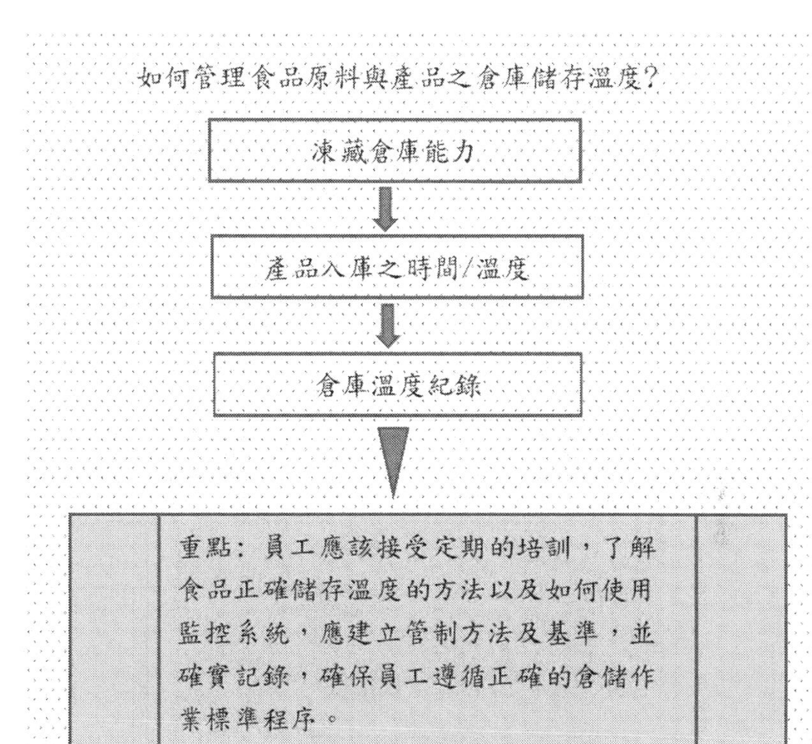

主題探討：澄清儲存溫度與食品安全的影響

1.如何證明進出碼頭作業時間符合低溫貨品要求的中心溫度？

2.如何證明產品自凍藏倉庫出貨時及卸貨前，已達客戶對品溫之要求？

3.如何訂定合理的冷卻儲存時間能將產品溫度降低至目標溫度？

第三節　食品工廠倉儲管理大哉問

一位專業冷凍調理食品代工廠的倉儲主管提問，對於客戶二者稽核倉儲管理的規範和要求，似乎心中有些打不開的結，例如客戶抱怨、料帳不相符及病媒防治……等，到底是倉儲單位還是哪個單位要負責，苦笑地問：「光靠組織工作說明，及管理作業標準程序書有用嗎？」

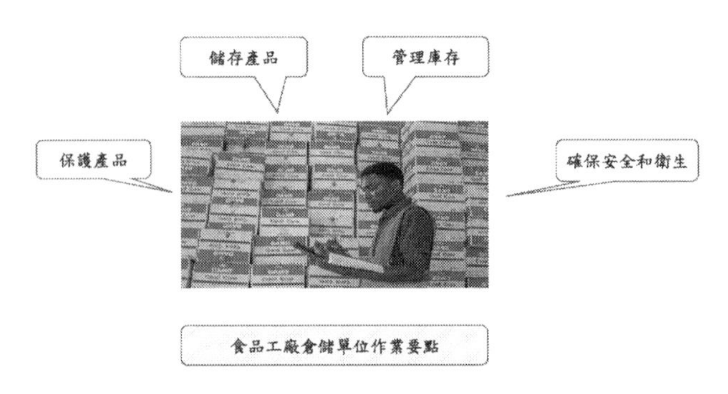

食品工廠倉儲單位作業要點

先澄清食品工廠倉儲單位扮演的角色和功能是什麼？就是確保溫度、濕度和照明等環境條件是符合倉儲管理標準要求，監控產品的新鮮度，防止產品受到污染或損壞，採取防治措施來防止害蟲和其他動物入侵倉庫，監控產品與原料的有效日期和貨架週期，以確保庫存產品不會過期或變質，倉庫是清潔和整潔地確保符合衛生標準。簡單說就是三大區塊的管制流程，首先讓優質正確的原物料進來，然後儲存在受保護且乾淨的場域，最終放行優良品質與正確的品項與數量於運輸車輛，其中倉儲單位與哪些單位是主辦與協辦，通常透過組織職掌釐清工作內容，在倉儲管理大方向前提下可分工三個制度面：

一、管理制度

通常倉管人員配合會計定期盤點物料，結果不是盤盈就是盤虧，除了倉管人員自我要求依單據落實理貨外，食品防禦之門禁管制相對重要，尤其安全庫存管理與客供品管制，這是現場倉管與雲端扣帳共同的責任。例如培訓員工確保瞭解存貨記錄和盤點程序，知道如何識別和記錄產品，熟悉存貨系統，並禁止倉管人員以外的員工進入倉庫。

二、衛生管制

倉庫發現活的病媒天上飛或地上爬，死的病媒可能成爲異物污染來源，若引來病媒亦是倉管人員的責任，這屬定期執行病媒防治活動。例如倉管人員需留意是否有原料開封洩漏或破損的容器，找出可能入侵的漏洞，保持倉庫整理整頓的清潔狀態，移除空箱雜物，定期清潔和消毒儲存區域，以減少細菌和其他有害生物的繁殖。

三、品質管制

過期產品與原料、過敏原管理及不合格品管制議題，應該由倉儲單位進行物料看管與整理，確保不良品質的原物料不進入製程，以及不良產品不外流出工廠，這是企業重要的關鍵管理原則，但許多工廠都歸由品保（品管）單位管制。例如倉管人員應明確標示批次數量及品項，加上討論的第一項管理制度，這是倉管人員應執行分工的責任。

四、重點

總而言之，倉儲管理除了建立管制作業，設計定期盤點的時間表，例如每個月或每季度，還需要培訓員工以確保庫存記錄的準確性，有了清楚的存貨記錄，才能正確盤點結果，另外，倉庫管理範圍內需維持環境衛生，亦是基本的重要任務。

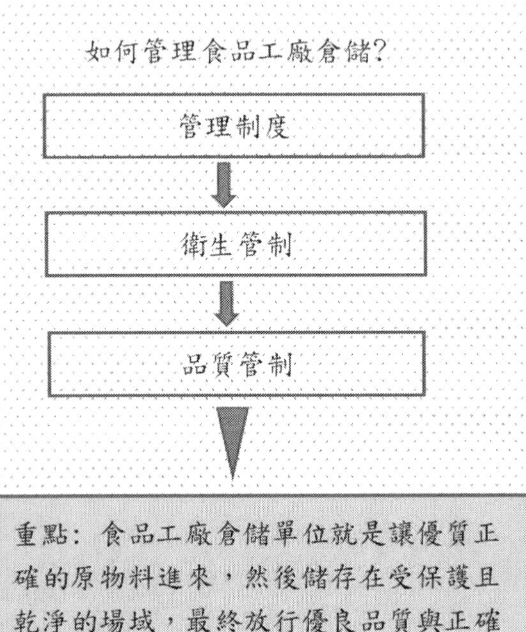

主題探討：食品工廠倉庫管理問題總覽

1.爲何倉庫盤點原物料數量與帳目不符，如何評估權責問題？

2.如何處理過期原料與退回品及多久期限內處理完畢？

3.出貨時運輸車輛司機與倉庫管理人員的責任劃分爲何？

第四節　避免成為食品更換標籤延長有效日期的食安幫兇

近年來發生過期食品換貼有效日期標籤案，此屬詐欺行爲的食安事件，提醒食品業界老闆與高階經營管理者，應該留意的是有多家星級飯店與團膳便當業者，似乎也面臨無妄之災上了「黑新聞」，後續事件發酵就是酸民與競爭對手的提問與質疑，面臨三至六個月的訂單下滑和營利下降的苦果，各位不得不謹愼管理與應對。

就食品安全議題而言，原因不乏業者生產過程不當，或面臨商品銷售不佳壓力，庫存過多或者爲了經濟利益節省成本等問題，黑心原料食材廠商做了更換標籤，延長食品有效日期的惡劣行爲，消費者會在不知情的情況下購買可能已經過期的產品，從而導致健康風險。星級飯店與團膳便當公司的採購與品保單位，必須培養一群會經思考後再行動的下屬，除了依照食品安全管制系統規定，還要加上「標籤不可逆」的前提，建議採購單位與品保單位指引思考方向，提出因應對策。

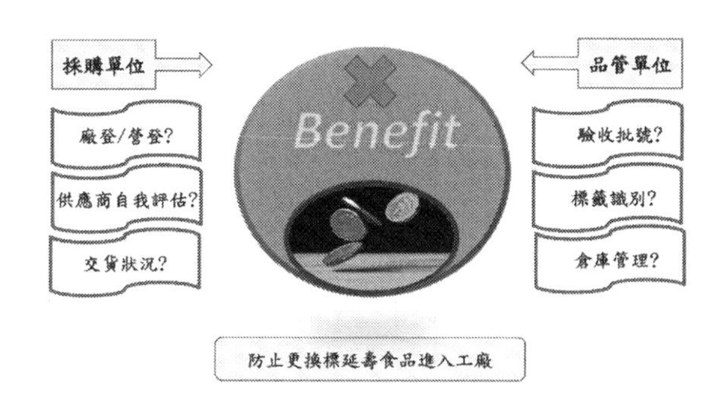

一、以採購單位而言

（1）廠登／營登：與我們交易的供應商，不論是製造商還是貿易商，確認其資料眞僞，確保供應鏈透明，若發現是幽靈廠商且價格低廉千萬別交易，但行政主廚說：「老師！我們都是每周更新菜單，數量少又不固定，很難直接跟大廠下單。」所以，自己選擇的漏洞風險。

（2）供應商自我評估表：會同品保單位設計食安問卷，加入關於乳肉蛋水產蔬果食材衛生標準的資料與檢驗項目，同時要求揭露有效日期標籤呈現方式。採購人員說：「老師！供應商自我評估表的內容，對方若是應付式的回饋資訊，又有甚麼用。」若連基本的問卷回答內容七零八落，就因爲配合度好、價格漂亮……，市場集貨手腕好，但食品衛生概念薄弱。所以，自己選擇的漏洞風險。

（3）交貨狀況：發現供應商與過去交貨時間與數量模式有所不同，若未溝通與關心是否遇到甚麼狀況，只是催促要求調貨，對於來料也無特別確認，或是突然促銷一批或一個檔期的貨品，千萬別一時心動以爲是「跳樓大拍賣」，此時不買更待何時？所以，自己選擇的漏洞風險。

二、以品保單位而言

（1）驗收批號／進口報關：若供應商銷售進口食材，產品批號標籤與檢附進口報關單應能一致，若爲事後分裝銷售，包裝規格亦有跡可循，並搭配供應商自我評估表，查驗有效日期標籤內容之呈現方式，以降低換標延壽風險。

（2）標籤識別（外箱與內包裝）：僞標有效日期呈現方式風險由高到低，分別是自粘貼紙易撕取、收縮膜外油墨噴印、鋼印及雷射防僞標籤等，而自粘貼紙與收縮膜油墨噴印方式，更換標籤延長有效日期風險相對高。所以，此為商品價格之外須謹慎為之的採購規範議題。

（3）倉庫管理：雖與有效日期無直接相關，卻是與食品防禦議題有關，無論是外部人士或內部員工，人員進出原物料倉庫必須進行授權管制，食品安全小組需要建置食品防禦對策計畫，讓蓄意破壞或改貼標籤日期的有心人士無機可乘。

名詞解釋

◎食品防禦：保護食品供應鏈免受蓄意或故意污染行動或遭到竄改。

三、重點

星級飯店與團膳便當業老闆需更關注食材選購與供貨來源，必須步步為營慎選供應商，仔細檢查食品包裝上的日期標籤，購買有信譽商家的商品，注意特別價格和優惠的商品，鼓勵食品供應鏈一起重視食品更換標籤延長有效日期事件，杜絕更換標籤延長有效日期的犯罪手法，讓黑心商人之惡劣行徑無所遁形。

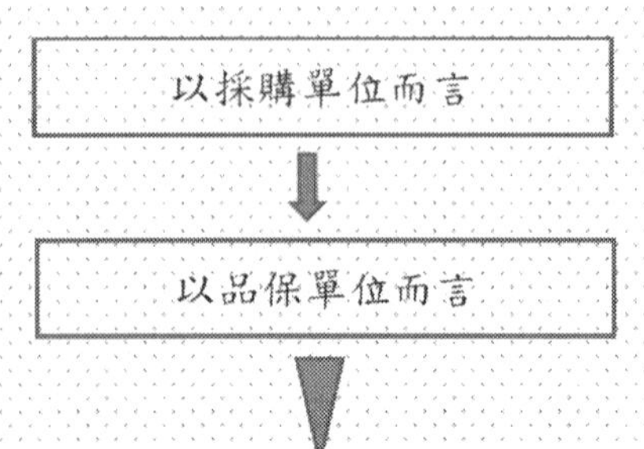

重點：關注食材選購與供貨來源，購買有信譽的商家的食品，仔細檢查食品包裝上的日期標籤，注意特別價格和優惠的商品，驗收時仔細檢查食材的外觀、氣味和質地等特徵，避免購入異常的食材。

主題探討：查驗原料食材有效日期的正確性

1.如何鑑別散裝食材有效日期的正確性？

2.採購部門如何避免食材（品）換標延壽的風險？

3.從換標延壽新聞事件，如何進行廠內外自主查核與溝通？

第五節　食品工廠緊急事件之風險分析

培訓多家食品工廠與精進管理系統輔導後，澄清緊急事件「準備及應變」是更重要的事，許多食品業者對於此議題都是以「消防演習」一語帶過，因爲消防局和 FSSC／ISO22000 都要留下文件化資訊，正好一舉兩得，但食品安全緊急情況的準備及應變，應該有更重要的議題要求緊急應變小組重新評估與建立程序。

食品安全緊急事件的風險分析，其眞義是找出各家工廠潛在發生緊急情況，可能對食品安全或品質造成嚴重影響的突發情況，例如火災、淹水、停電、中毒、污染等，以減少緊急情況所造成的損失，包括生命健康、金錢和品牌名聲。以食品安全管理而言，有別於環境安全與勞工安全議題，緊急應變小組需要知道從企業類別及產品特性出發，「準備」是鑑別與規劃程序，而「應變」是執行程序的流程。以密閉環境控制蛋雞飼養場爲例，牧場經營者在乎產蛋雞隻健康活潑順利產蛋，以上述危害分析不難發現危險狀況，萬一雞隻飲水與電力供應異常，導致斷水與斷電，雞隻生命遭受威脅是關鍵，損害估計嚴重者可能致牧場無以爲繼。另外，考慮人爲蓄意破壞危險狀況，因此，牧場需建立無預警斷水與斷電劇本，包括內部與外部溝通對象、關鍵之設施設備的啓動或關閉、任何防堵、攔截或銷毀已受影響蛋品，並控制緊急情況避免重覆發生，以期將牧場損害降到最低。在此提出四個面向供緊急應變小組思考，以產品食安與公司企業經營並重，針對「準備」的對象進行危害分析，決定其議題之重點：

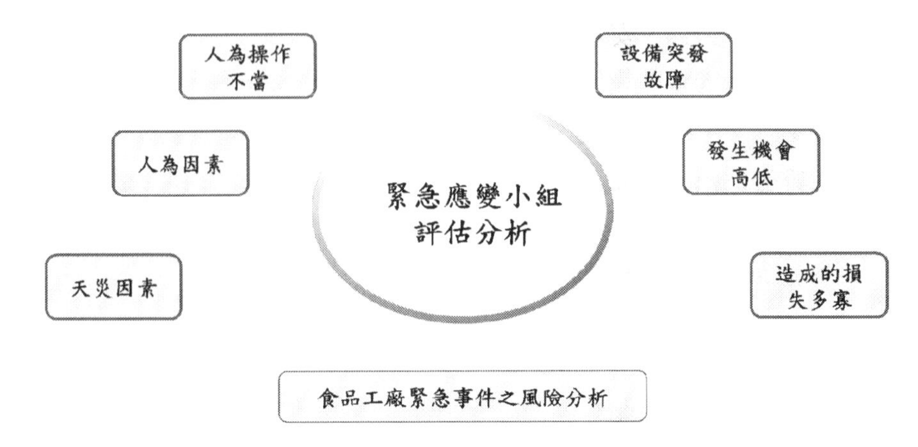

一、危險特性

評估食品工廠緊急事件的危險特性，需要考慮多種因素，天災因素：自然災害如颱風、地震、洪水、土石流等，可能導致食品工廠受損或停電，進而影響工廠生產。人為因素：人為疏忽、技術失誤、管理不當、惡意破壞等因素，都可能導致食品工廠發生危險事件。

二、損害對象

評估受傷害的是人員、設備設施或是產品？

人為操作不當：操作員疏忽或不熟悉設備操作程序，或是未按照操作程序執行工作，可能導致設備或產品損壞，或是員工身體遭到傷害。

設備突發故障：設備可能因為老化、缺乏維護或未及時檢修等原因而失效，導致設備損壞。

三、風險大小

評估發生機會高低與造成損失多寡？

發生機會高低：考慮各種可能導致緊急事件的因素，包括人為因素（如操作失誤、安全意識不足等）、自然因素（如天氣變化、地震等）、設備因素（如設備故障、老化等）、供應鏈因素（如原材料缺乏、供應中斷等）。如果這些因素存在的機會比較高，那麼緊急事件發生的機會也就相對較高。

四、造成的損失多寡

考慮緊急事件對人員、設備設施和產品等的損害程度，以及損失對公司和顧客的影響。例如，一次緊急事件可能導致員工傷亡、生產設備損毀、產品報廢等多種損失，進而影響生產進度、企業形象和市場信心等。

五、重點

各位食品業界高階管理者，無論您負責的企業是貿易公司還是製造工廠，無論是飲料罐頭、即時餐食還是乳冰品，就算是相同產業因設備設施及生產流程也會有所差異，所以各自建立的緊急事件風險分析結果不一定相同。食品工廠應該建立一套完善的緊急事件「準備及應變」之風險分析，與管理計畫，按照擬好的劇本（SOP）採取行動，大家不會手忙腳亂，提醒緊急應變演練與定期測試的重要性，讓相關負責及參與者熟悉緊急應變程序，除了熟能生巧外，也能從中找出執行弱點，以便改善現行之緊急應變方案，更進一步優化緊急應變管制意識。

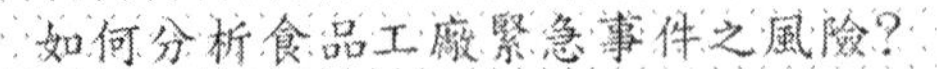

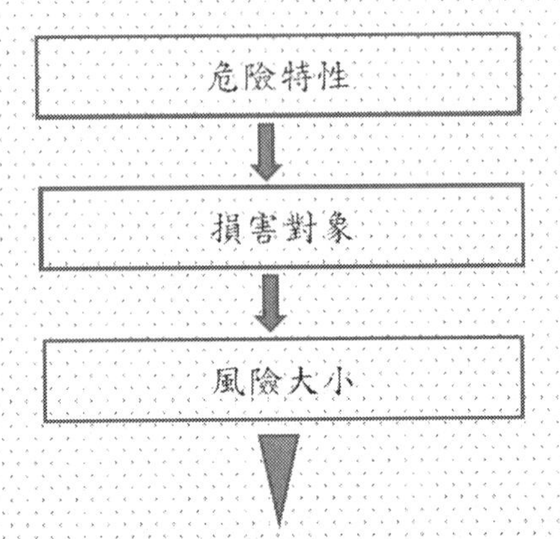

重點：從企業類別及產品特性出發，「準備」是鑑別與規劃程序，而「應變」是執行程序的流程，熟悉緊急應變程序，熟能生巧減少緊急情況造成的損失，包括金錢和品牌名聲。

主題探討：緊急情況準備及應變

1.如何依企業及產品類別判定危險特性？

2.發生甚麼緊急情況時，哪些是關鍵的設施設備？

3.探討各項緊急事件之危害分析時，如何確認風險分析的適當性？

第六節　食品安全與品質文化之員工訊息回饋機制

GFSI國際組織廣宣食品安全管理已提升至企業建立食品安全與品質文化趨勢，即老闆與全體員工需認清正確的食品安全與品質價值觀，逐步影響企業內員工的思維和行爲模式，以期達到食品安全共識，終極串聯食品安全供應鏈的目標，而培養食品安全文化過程中，提升員工對食品衛生安全與品質的意識，員工如何回饋食品安全資訊，則是一項重要的議題。

當企業發布正向積極的食品安全願景與政策時，大部分員工將此訊息只進不出，或者認爲多一事不如少事而選擇冷漠以對，造成企業持續改進步調緩慢，在此討論提升員工回饋食安與品質資訊機制的四個面向，其中包括引起回饋動機、員工回饋渠道、資訊受理再回饋與企業內部優勢：

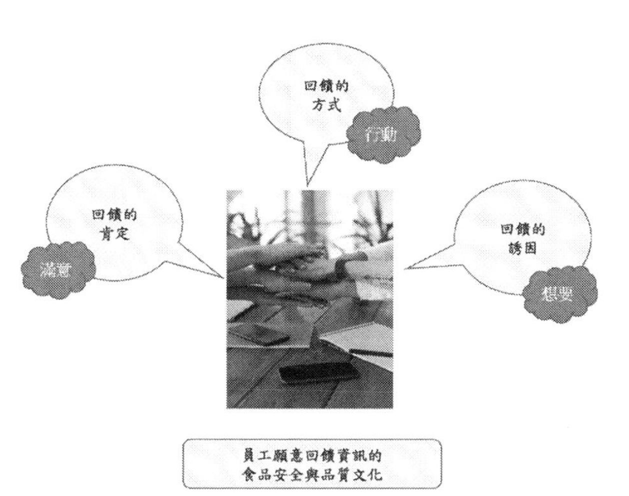

一、引起回饋動機

建立擔責與獎懲制度，而且企業需落實執行，讓員工在職場上產生追求成功的慾望，主動積極的員工能夠獲得公司承諾的獎勵，或員工感知或預期發生會影響食品衛生安全與品質的風險，主動提出食安風險訊息回饋，減少失敗錯誤的發生。當擔責人員需承擔作業失敗懲罰，若員工在有限的人力和設備無法完成老闆交付的任務時，由於擔責與獎懲制度使然，讓員工勇於提出工作效能提升的需求，有了主動提出食品安全與現況資訊回饋動機，就會減少惡意性服從或者我行我素的情況發生。

二、員工回饋渠道

當企業員工有了想法欲付諸實現時，企業需提供大家知曉的資訊反饋規範，包含召開會議、文件呈報傳遞、公司內部意見箱及部門上下級別資訊交換等，另外，不可忽視非正式溝通管道，因爲它有快速及不拘形式的「內幕資訊」。

三、回饋資訊受理再回饋

許多失敗案例提到，公司獎懲制度雷聲大雨點小，或者是資訊提報石沉大海，也有召開討論會議後有頭無尾，導致員工期待落空，漸漸熱情熄滅後歸於平淡了。建議高階管理者設置一個受理審議小組，接收並討論所有員工回饋的所有食品安全與品質資訊，並且公告提案內容及決議（含獎勵），也就是二次反饋，能讓企業全體員工知曉高階管理者的態度，形成企業內部良性的互動。

四、企業內部優勢

企業經營是辛苦的，員工新人來舊人去，即便建立再多的 SOP

終究是死板的規矩，當企業文化形成大家都在談提升食品衛生與安全議題時，不管法令規範如何更新，簽訂的客戶合約如何要求，都能依著把關食品安全的大方向前進，企業內部優勢無形之中就能穩健提升。

五、重點

一般導入國際驗證系統的食品業者對於食品安全與品質文化才到「了解階段」，人員做中學，學中做，慢慢理解管理制度後，才跨入認同並眞正執行的階段，但怕人員異動未有傳承，青黃不接地空有制度實質空轉，食品安全文化爲了完善食品安全管理體系，除了透過員工回饋食安資訊，至少還包括不斷溝通、培訓和食品安全相關活動績效評估，讓企業對食品安全與品質文化建置實質幫助。

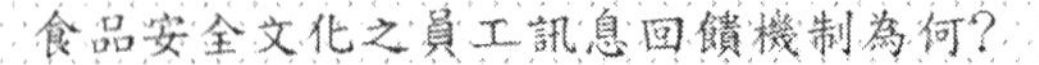

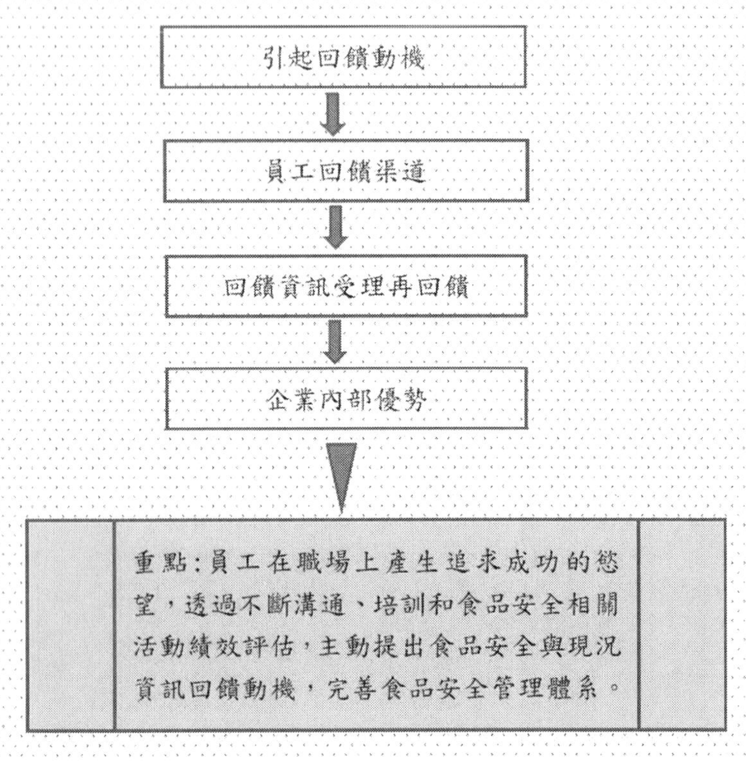

主題探討：強化食品工廠人員對食品安全議題的敏銳度

1.廠內最近一次檢討食品安全議題是何時？

2.製造部門員工主動提報改善提案或發現異常狀況是哪幾位？

3.如何讓員工在工作領域中對食品安全議題產生熱情？

第四章
Check -食品安全管理系統審核作業目標

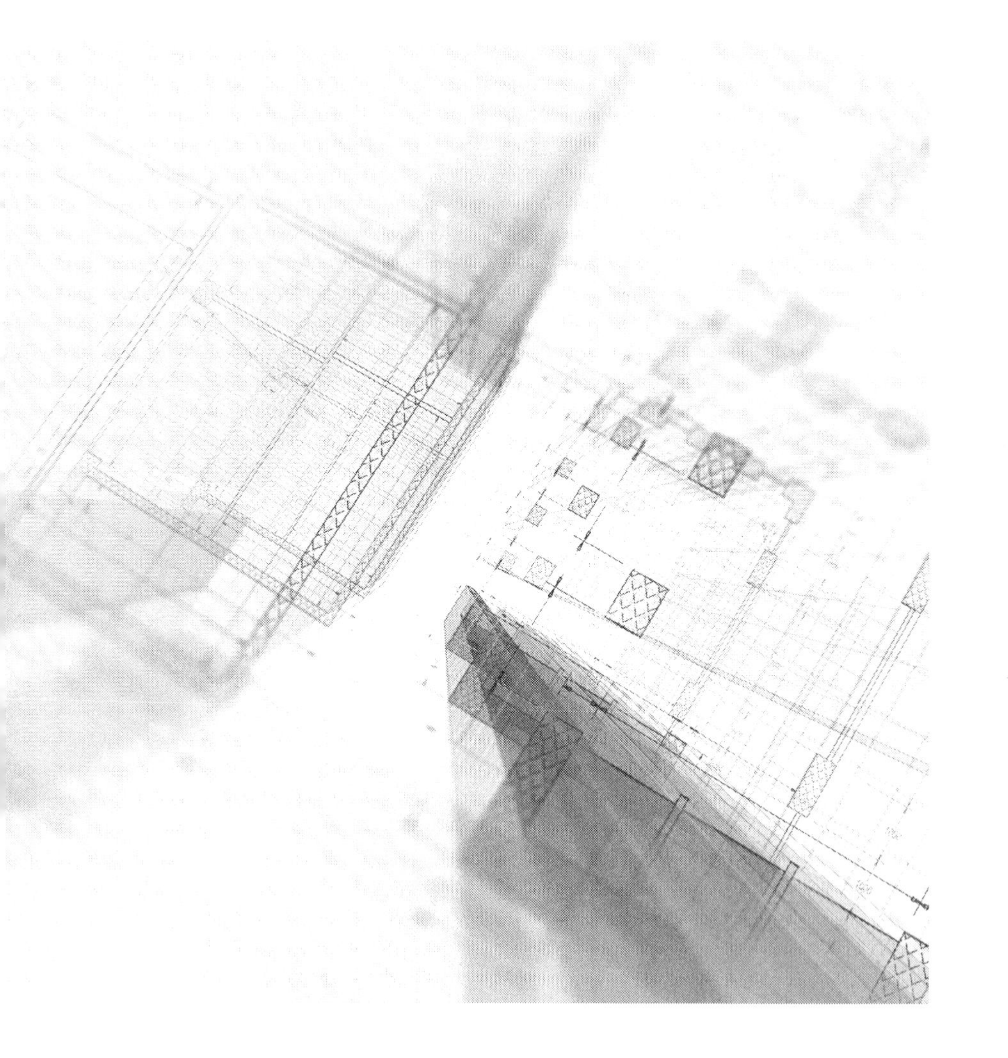

第一節　提升工廠製造部門戰鬥力

一位擔任管理職的廠長無奈抱怨，客戶訂單一周三大改，品項繁多且出貨量大，製造作業現場如戰場，但似乎將軍帶散兵，關鍵時刻頻出包，在太平盛世是無法展現製造部門的眞實戰鬥力，當接到大訂單時，能靈活調動人力與設備搭載的作業團隊，工廠才有源源不絕的訂單。

食品工廠製造部門的人員需要具備一定的技術知識與操作技能，以確保產品的安全與衛生，由於食品工廠的薪資水平不高，吸引不到優秀的人才，工作環境艱苦，需要長時間地站立、搬運或操作機器等，而且常常面臨生產壓力與客戶抱怨，這些因素使得製造部門的人員缺乏工作動力與滿足感，甚至產生抗拒與反感的心理，人員很容易感到疲憊與厭倦，心中不斷升起尋求其他的工作機會，導致製造部門的人員工作經驗參差不齊。因此，常聽養兵千日用在一時，但兵要如何養與如何用，是平日就要擘劃操練的課題，主管可思考下列三個議題：

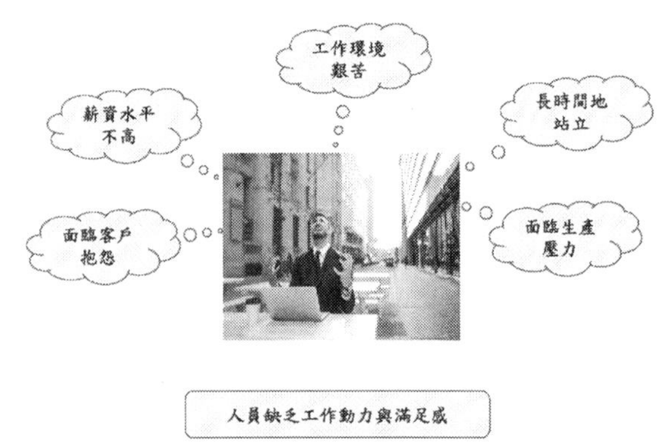

一、現有資源重新分配

管理者平日須定期盤點人員能力，員工經過一段時間，其工作心態、價値觀與忠誠度會有些許改變，有人是變得更積極主動投入工作，有的員工讓人感受到冷漠消極或對人事易怒抱怨，除了對員工關心、鼓勵與溝通之外，建議在現有的人力與設備下重新分配資源，讓有能力者維持團隊高水平的氣勢，也讓團隊更具向心力。建議新的人力資源分配方案，可透過生產線效率、耗損率、品質以及員工滿意度的結果等因素來進行監控和評估。

二、工作安排的充分溝通

當生產力可由員工的工作重新分配獲得啓發時，必須對調整工作員工謹愼溝通，例如分析對員工和生產線的影響，以及如此安排的理由，這當中包含鼓勵型和警惕型的作業異動，讓優良員工心中對工作更有執著的心。此時，您的領導力是否俱足成爲重要的門檻，管理者的領導力展現在硬實力即頭銜稱謂，和軟實力即對人的影響力，若員工對管理者的指導或命令有意見，以不屑口吻和無理由的反饋態度時，管理者需優先意識到這名員工怎麼了？是甚麼原因導致這幕不顧職場倫理的異常行爲，管理者日積月累的軟實力要派上用場，在眾人面前緩解這名員工的暴戾之氣，然後調整工作，一切以團隊向心力與生產效益爲重。

三、克制不干預員工作事

當確定了調度靈活的團隊陣容，您必須明確指示要完成的工作目標和結果，然後克制自己不干預員工作事，讓團隊成員感覺自在、被授權且賦與任務，在工作中體會責任感和成就感，管理者於過程中要專注成員的作業需求，適當提供訓練與精神支持，非責備與數落作業錯誤的員工。

四、重點

食品工廠要在競爭激烈的銷售市場勝出，優先要先搞定「人」的問題，老闆接的大單一來，經廠長一聲令下，製造部門能快速靈活的任務編組，在現有的人力物力下專注品質與衛生安全，做出最大的生產效益，要讓訂貨客戶驚訝又滿意！

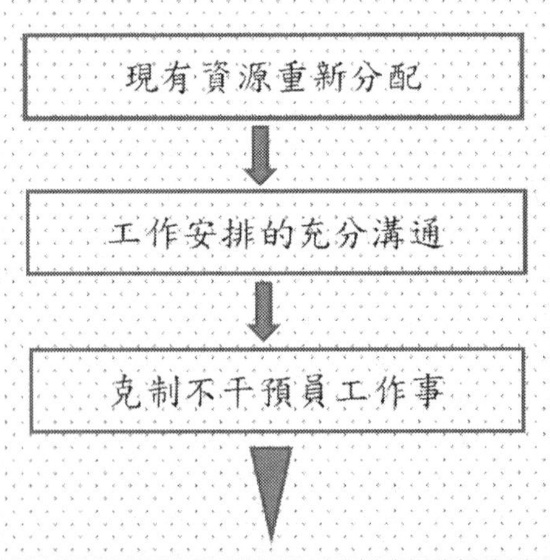

主題探討：主管培養作業現場之影響力

1.如何處理問題員工降低工作場所的負面氛圍？

2.如何運作工作輪調培養人員工作能力？

3.促進員工獲得成就感的是甚麼要素？

第二節　提升目標達成率的小活動

目前大部分食品製造業者通過食品安全國際標準稽核，取得食品安全驗證制度證書已成常態，但對於年度目標與部門績效指標達成率，許多高階管理者有著人員行動力無法展開的困擾。回想企業老闆訂立年度目標的過程時，是否與相關部門人員有充分溝通？當達成目標後對員工們與客戶間的好處是否能有實質感受？這才是訂立年度目標關鍵的重點。

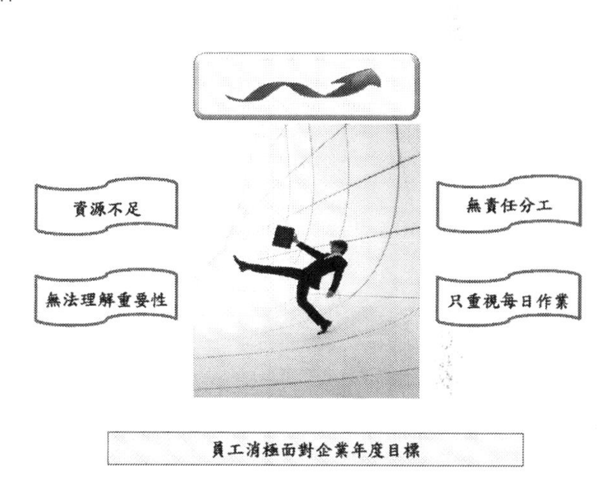

資源不足
無責任分工
無法理解重要性
只重視每日作業
員工消極面對企業年度目標

面談了幾位高階管理者和人力資源主管後，總結他們的提問，對員工不斷提醒、溝通與要求，並開設不少相關訓練課程，但是人員似乎對於公司訂立的目標沒有執行意願。每年年初例行訂定企業年度目標與部門績效指標，執行過程中難免出現無法預期的狀況，例如經濟大環境改變、重要客戶臨時變更採購策略，或員工消極的執行力。其實，大部分原因是資源不足，實現食品安全需要一定的資源和支持，否則很難讓員工順利執行食品安全目標，加上沒有明確的責任分工，員工不會知道自己在實現食品安全目標方面扮演的角色和責任。另外，員工無法理解食品安全年度目標的重要性，視其爲每日的例行公事無差別，導致難以激發員工的參與和貢獻。爲了提升目標達成率，其中企業較能掌控的是員工的行動力，提供三個拉升員工行動力的小技巧：

一、首要設計員工渴望

重賞之下必有勇夫，雖說這是武俠小說的經典台詞，卻仍適用於企業組織的人員績效管理，例如，如果……，部門將可提高（獲得）……的 OO（好處），可引起員工在任務執行過程中，即可得到想要的好處，如此，有助於持續執行任務至終點達標的意願。

二、其次拉長階段性任務時間

工作的期程需制定適當里程碑，員工對於立即要完成的任務，考量個人種種利益，通常潛意識地反彈與厭惡。例如，一個月的任務時間改成一季的時間要完成任務，反彈情緒通常較不明顯，再搭配第一項小技巧，就像溫水煮青蛙，夥伴們不知不覺中就能較爲理性並有意願完成任務。

三、調整追蹤焦點

若有人在工作職場上加油打氣，我們日子將會過得更有自信和愉快。換個視角把目標焦點著重在小的數字上，例如年初重點擺在「我們累積進度，已達成百分之二十了」不說我們還有百分之八十要繼續努力，到年終重點擺在「我們只剩百分之二十就達標了」不說我們已完成百分之八十要繼續努力。雖然事實是同一個情況，但大家都需要被鼓勵。

四、重點

企業想要永續經營與持續改善，食品製造業者需重新思考如何順利執行食品安全年度目標與部門績效指標，提升目標達成率的小活動，可以促進團隊的目標意識和責任感，增強彼此的溝通和合作能力，激發員工投入日常工作與執行專案任務的熱情，從而實現目標並獲得成功的喜悅感。

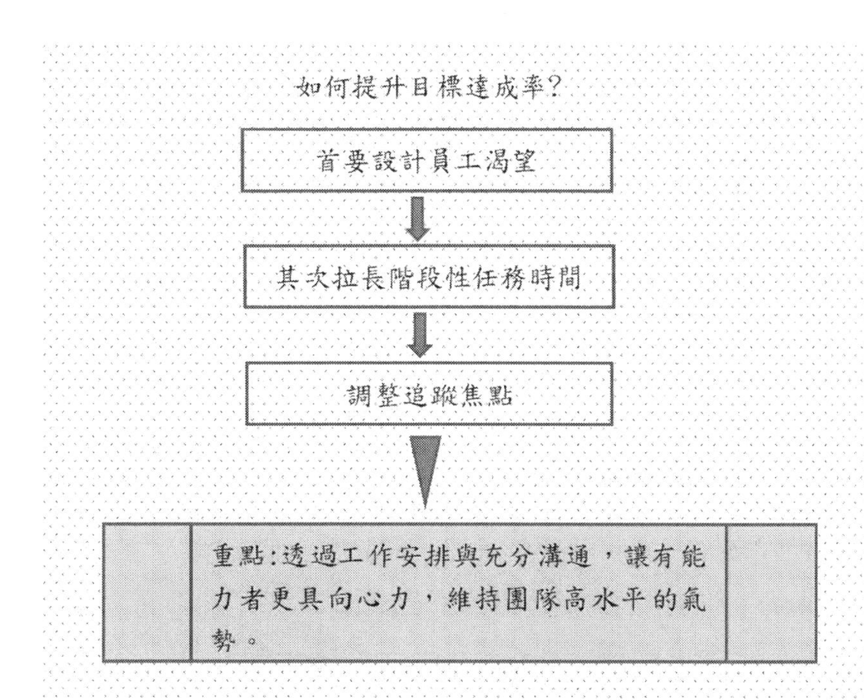

主題探討：主管引導員工達成年度目標的方法

1.具有挑戰性的年度目標如何和部門績效進行有效串聯？

2.除了每日工作外如何讓員工願意執行新任務？

3.高階經營者如何溝通才能讓員工明白達成目標與自己有甚麼關係？

第三節　定期整編食品工廠部門作業與核心競爭力

企業主可想想企業的核心競爭力爲何？品保團隊也可跟老闆討論當前企業營運與大客戶最重視的是甚麼？每當食品產業稽核活動結束，工廠內部展開討論缺失狀況時，仍然出現互踢皮球的模糊責任歸屬情境。公司不論規模大小，由以前傳統的嘴巴喊叫式管理，進步到現今組織建立標準作業系統的食品安全管理機制，調整人力配置與部門工作內容是最佳方式，請留意當前的程序書、工作指導書與紀錄表單之規範，是否與實際作業漸行漸遠，早已把規範內容束諸高閣？

高階經營管理者應趁此機會檢視相關部門工作，其內容是否契合公司經營目標與政策，當確認企業核心競爭力與未來發展重點後，導入部門作業要項之執行效率與作業時程要求是非常重要的事，如此會更明顯改善企業組織整體作業效益。在食品工廠精實輔導過程中，需細部解析才能切中要點，通常建議品保單位與老闆必須審慎溝通，在整合人員日常工作內容流程和部門執掌作業與重點時，應避免部門間彼此衝突，爲了自己單位目標和人際溝通產生本位主義。在此提供相關部門執行效率的作法，當作優化組織競爭力的參考：

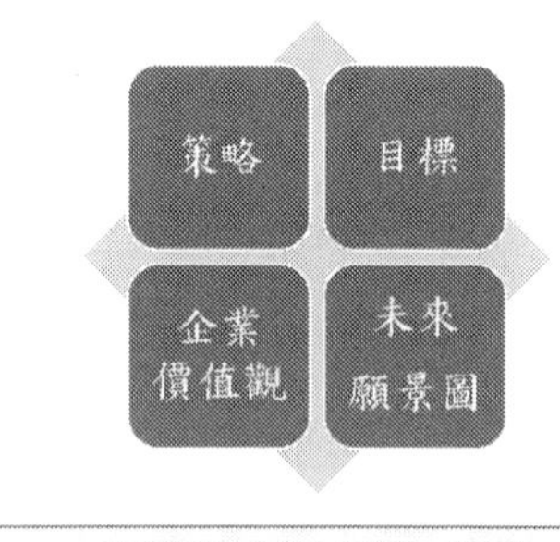

整編部門作業提升企業核心競爭力

一、製造部門

根據產品需求和製造能力，可以設定具體的生產目標。生產目標可以是生產一定數量的產品，也可以是在一定時間內完成生產線的生產任務。生產目標需要設定相應的指標和時間表，以便生產線可以評估自己的進展和達成情況。生產線製造過程中，需要使用各種資源，如原料、設備、人力及能源等，以改進資源利用率，提高生產效率。例如，通過改進生產流程、提高設備利用率、培訓員工技能等方式。

二、品管部門

改進品管流程，包括制定檢驗標準、建立檢驗計劃、培訓員工等。以提高品管效率，減少檢驗失誤。例如，檢驗計劃可以包括抽樣方案、檢驗頻率、檢驗方法等細節。

三、業務部門

了解市場情況和競爭對手，制定銷售策略，以確定業務績效指標。例如，訂立績效指標包含客戶滿意度、銷售額、市場占有率、新客戶開發率等。

四、採購部門

關鍵供應商營業體質評估，非比價議價再殺價，這是穩固企業永續聯盟關係。訂定食品工廠採購部門的年度目標需要綜合考慮製造部門與品管部門需求要素，以確保目標既符合企業發展策略，又考慮到實際情況。具體的目標可以根據公司實際情況進行訂定，例如提高供應鏈穩定性、降低原材料成本、提高採購流程效率等。

五、重點

請思考如何強化人員食品安全管理認知與能力，將上述舉例議題透過增刪部門 SOP 作業流程規範，精準納入日常作業，進行企業營運作業改造，留意別與食品安全年度目標混爲一談喔！高階管理者與部門主管定期一起討論部門間的分工合作，目標和策略應該與企業的核心價值觀和未來的發展重點相關聯，確定有助於部門在實現企業目標時做出貢獻，以提升企業競爭優勢，期待股東、老闆與員工共享企業價值。

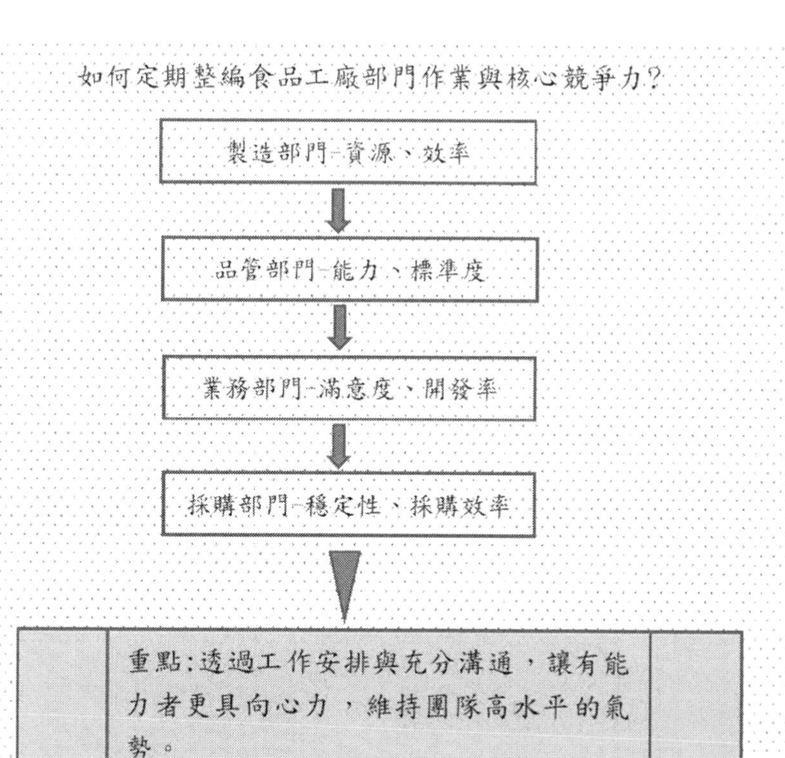

主題探討:

1.如何制定適切的部門作業效率?

2.如何避免部門間作業效率造成彼此工作衝突?

3.如何定期將企業核心競爭力與未來發展重點整合於部門工作?

第五章
Act -食品工廠食品安全管理系統持續優化與改善

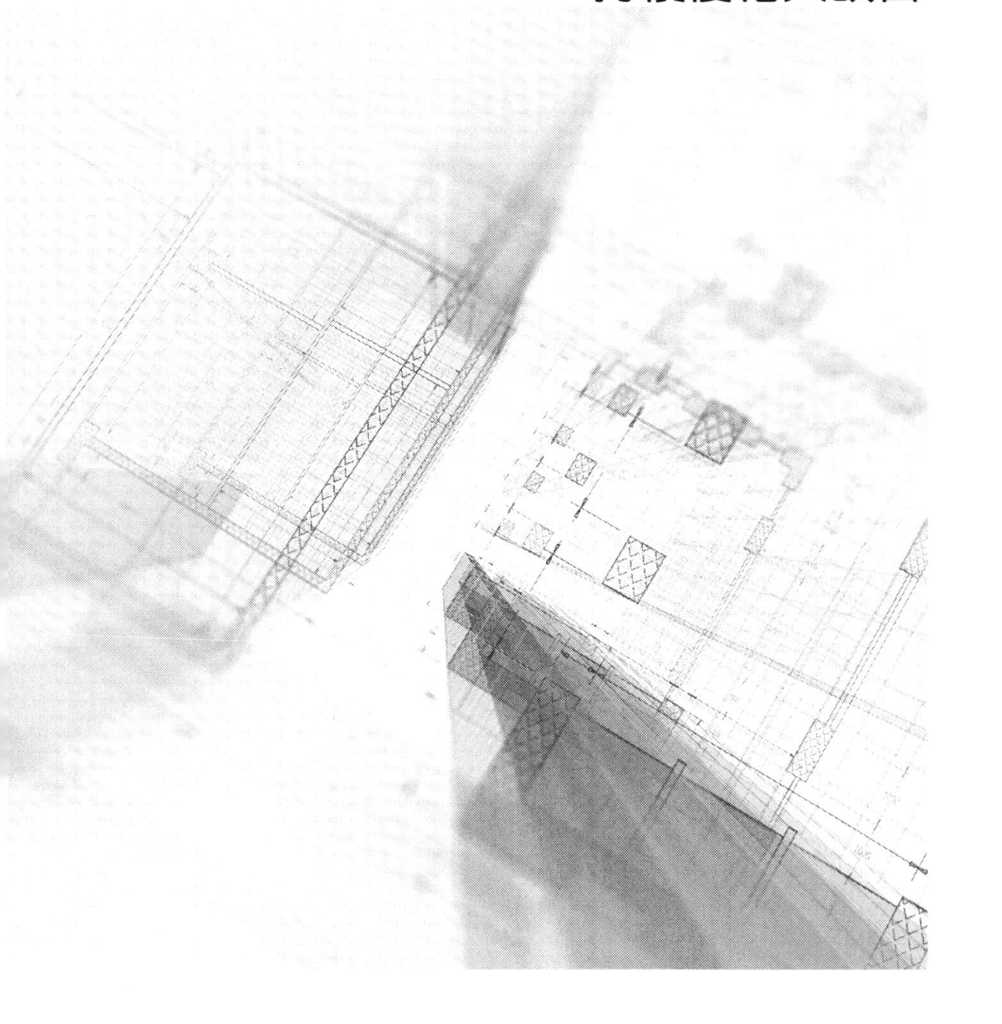

第一節　淺談食品從業人員作業環境安全與防護

就企業永續發展而言，公開透明展現企業社會責任的決心是重要的策略，從供應商、投資者與股東的立場，大家都希望企業營利賺錢，而從顧客角度則是希望企業能提供優質與衛生安全的食品，當客戶是超商體系與量販通路時，他們更重視食品工廠的企業價值，因爲他們販售平台的商品若有負面消息，媒體報導可能讓他們的形象連帶受損。

當吃美食塡飽肚子的背後，有什麼是我們需要關心的呢？美國內布拉斯加州林肯市 2021/07/12 的瘋傳國際消息，一間漢堡王分店員工集體離職事件，漢堡王的企業形象一定會受到某程度的負面影響。這讓我們意識到，食品從業人員的作業環境應該更加完善，如此才能讓企業永續，員工工作得到保障！食品工廠常見次等作業環境，包括噪音、粉塵、調理食品廠蒸煮區—熱、冷凍食品作業區—冷、作動空間設計不良的擁擠、人員須爬梯高架作業及作業區地面濕滑等。以食品工廠的高階經理人立場而言，請思考如何才能降低作業場所人員的安全危害風險呢？建議考量降低設施風險的順序：

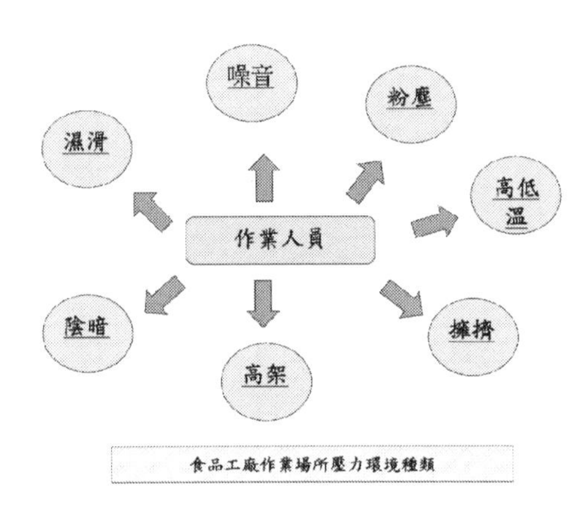

食品工廠作業場所壓力環境種類

一、排除作業場所的危害

人員安全多數來自現場設備作業導致傷亡，所以進行詳細盤查機器設備、工具和其他硬體設施，找出可能存在的潛在危害和風險，對檢查結果進行風險評估，確定可能對員工健康造成危險的程度，例如死亡、永久失能或無法復原之職災，必須送醫急救之職災及輕傷包紮處理之職災。為了排除作業場所的危害，選擇安裝與檢測符合安全標準的設施設備，和保護設備，培訓工作人員的安全使用認知，定期維護和檢查設備，以及對老化、損壞或安全風險高的硬體設備進行替換。

二、進行作業工程管制

現場人員若是倚靠經驗和口耳相傳執行作業，無法確認是否能正確的完成安全操作，因此，建立明確的作業程序和流程控制，將機器和設備進行標記，以警告員工潛在危險，安裝安全門與護欄等安全設備，防止員工誤入危險區域，訓練員工使用和維護設備等。包括安全操作程序、風險管制程序、緊急應變程序等，並將其列入操作手冊和標準操作程序中，以保證員工有依據落實安全操作。

三、透過管理制度進行管制

雖然管理制度內容是死板的文件化資訊，建立管理制度針對不同作業區域、作業環節和工作流程進行風險控制，經由主管溝通與要求制度的執行與檢查，加強安全教育培訓，可確保員工作業環境符合國際標準和法律規定，提高勞安管理的效率和效益和員工安全意識，減少意外事件和員工受傷的風險。

四、提供個人防護具

對已知的機械設備危害風險，優先增加機械設備的防護措施，以維護生產作業人員的健康安全，在決定作業場所防護設施時，非不得已才是提供人員穿戴護具，不同的作業環境和工作內容需要不同的防護具，例如頭盔主要用於保護員工的頭部，預防意外撞擊或落物擊中頭部。面罩或護目鏡用於保護員工的眼睛和臉部，避免化學品、塵埃或碎屑等危害物質進入眼睛或口鼻。口罩用於保護員工的呼吸系統，避免吸入空氣中的粉塵、細菌、病毒等有害物質。手套用於保護員工的手部，避免接觸到化學品、熱物體、銳利的工具等危險物質。工作鞋或靴子用於保護員工的腳部，避免意外踩踏或物體掉落造成的傷害。工作服或隔離衣用於保護員工的身體，避免接觸到有害物質或食品污染。購買防護具時，需要仔細檢查產品的標準認證情況，確保符合相關安全標準和規定，建立相應的管理制度和檢查機制，定期檢查和更換防護具，以確保員工的安全和健康，這不是要老闆省錢或小氣，而是護具是設施風險降低的最後一道防線。

五、重點

如何持續改善從業人員作業環境安全呢？每當法令規範有新公告時，或是作業區域地形地貌有改變時，以及工廠添購新的設施設備時，或者他廠有勞安衛事件時（引以爲戒），則必須及時啓動工廠作業區域、設備及設施鑑別的活動，透過與現場人員溝通及回饋的方式蒐集足夠資訊，不斷地實施人員教育訓練，以減少食品從業人員的職業災害事件發生。食品工廠的高階經營管理者，必須關懷員工作業環境與人身安全，並持續改善人員作業環境安全，唯有勞資雙方和諧，老闆擘劃的企業願景，員工才會主動執行全體共同的目標，顧客滿意對食品工廠而言是客戶與員工一直關注的議題。

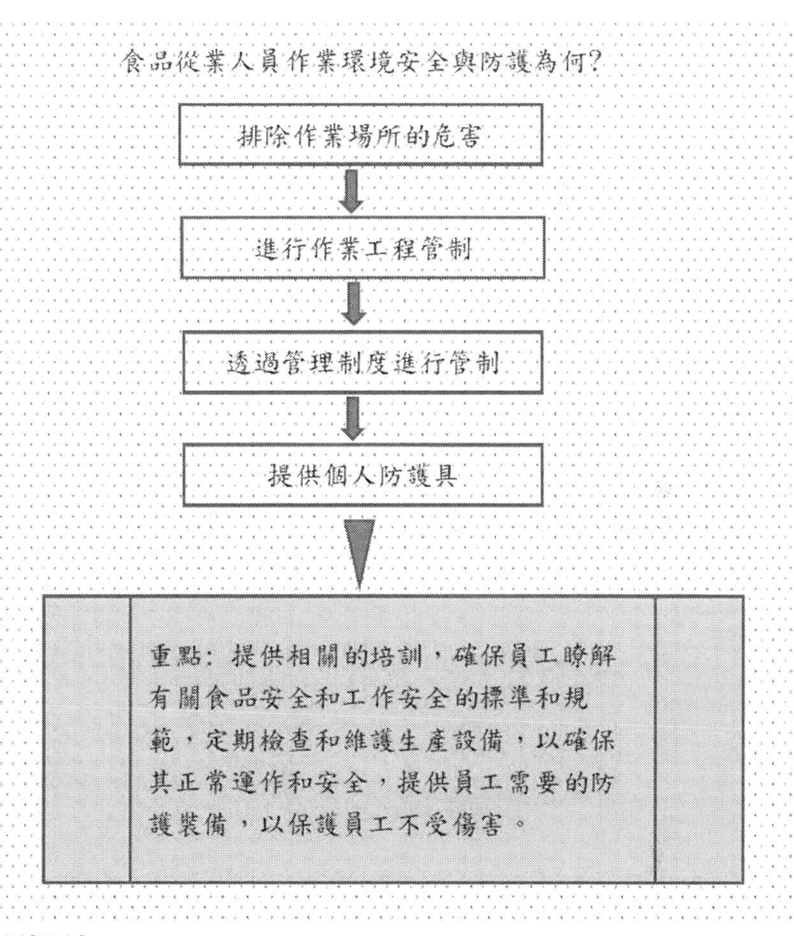

主題探討：

1.爲什麼非不得已才是提供人員穿戴護具？

2.如何減少食品從業人員的職業災害事件發生？

3.何時以他廠勞安衛事件引以爲戒，作爲企業教育訓練與改善從業人員作業環境安全？

第二節　食品工廠缺工問題何去何從

「低薪、高工時」是傳統產業的老問題，大家總是討論過往的前因後果關係，常聽到食品工廠請到的員工是科技產業挑剩下的，許多食品工廠的薪資待遇相對較低，因此對於高素質的員工來說，他們可能會傾向於選擇其他行業或公司的工作機會。食品工廠的工作環境通常較爲惡劣，例如需要長時間站立、工作壓力大、噪音大等等，這些因素可能使得一些人不太願意在這樣的環境下工作，若不從困境中求變與轉型，總是苦求等待移工到來，企業與工廠將會走到窮途末路！

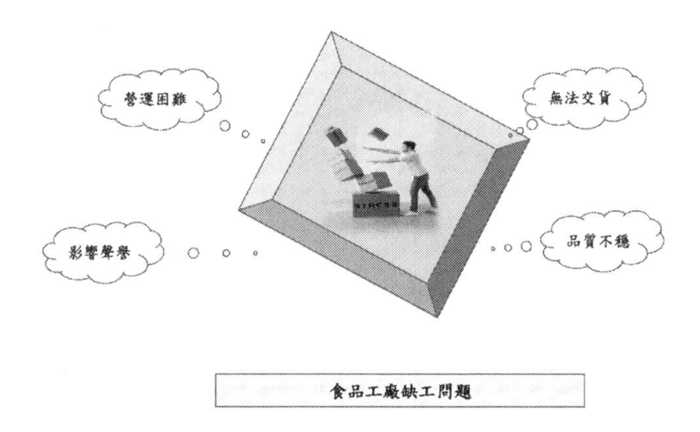

食品工廠缺工問題

跳脫刻板思維想想爲何會缺工？工廠的確持續接到訂單安排生產，也就是市場有顧客需求，需求大於供給但工廠員工不足，當下找不到更多更好的員工，產線與產品數量拉不高，過去輝煌接單賺錢的榮景不再，時至今日，企業主需策略性解析自家的產銷劣勢與機會，因此可探討三方面策略：

一、量少而時尚

捨棄經濟實惠的產品，留下檔次高與研發新時尚的商品，轉型爲量少而時尚的營運模式，注重原材料、產品設計、品牌建立、營銷和服務體驗等方面的提升，以吸引更多高端消費者，並提高產品的價值和利潤。提升單位時間內製造的獲利率，老闆只要跨過一個熟悉難捱的崁，就是產量稼動率降低的過渡期，搭配自動化設備的汰換，依賴人工需求可降低，顧客自動會重新洗牌，企業依然繼續接單生產無間斷。

二、愼選代工夥伴

若眞的精打細算後無法降低管銷費用與營業成本，只要企業品牌仍在，找一個能力好與企業文化相當的專業代工廠，企業仍然大有可爲，但讀者一定質疑就已缺工了，哪裡來的代工廠？請注意，是「專業」代工廠，若食品各行各業的「專業」代工廠都能走出自己的路，自許是該領域中的「台積電」，對工廠員工提供好的作業環境，看得到的職涯規劃，更多的獎勵制度，搭配更高自動化設備，就能降低缺工衝擊的力道，自家產品委託代工，自然會在市場上持續銷售。

三、熄燈與轉型

對食品工廠的財務狀況進行全面評估，包括收入、成本、利潤、現金流等方面的分析，以確定是否繼續經營有利可圖，了解當前市場對食品產品的需求和趨勢，以確定是否存在轉型或重新定位的機會。在不同世代交替的衝擊，若認清傳承下來的企業與工廠已完成階段性任務，經由策略顧問評估精算後，建議吹熄燈號，這也是一種完美的句點，又或許在既有的商業模式轉型推出新服務，發展另類的老幹新枝葉，企業品牌精神仍續存。

四、重點

等待政府提供缺工就業獎勵津貼，期盼就有員工來報到，不如提早布局進行企業策略性評估，讓自家既有的設備與人力資源，精準慎重地重新訂出標竿政策，提供有感福利、職場發展機會、工作環境等方式來提高工作場域適宜性，導入自動化設備和技術可以減少對人力的依賴，提高生產效率和產品品質，藉此改變客戶和市場的消費模式，別再讓缺工議題成爲再創新局的絆腳石。

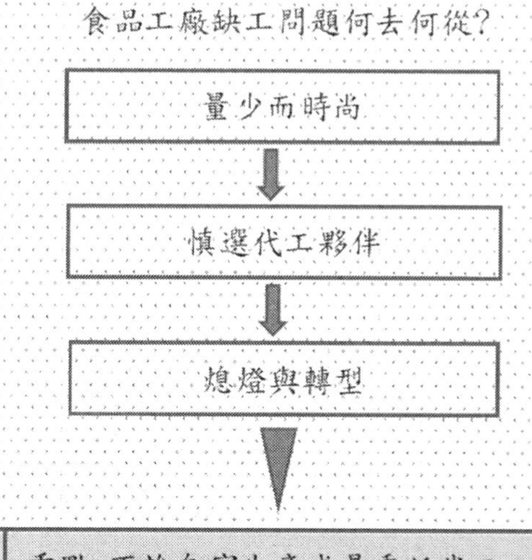

重點:不論自家生產或是委託代工，精準慎重訂出標竿政策，提供有感福利、職場發展機會、工作環境等方式來提高工作場域適宜性，導入自動化設備和技術可以減少對人力的依賴，提高生產效率和產品品質。

主題探討：

1.若要精簡產品項目，會思考甚麼重要元素？

2.新產品找尋或不找尋代工製造廠的理由是甚麼？

3.新產品製造與缺工現況如何決策新生產模式？

第三節　食品安全管理之數據分析與績效評估

當每年即將接近尾聲，許多食品工廠與跨國企業應該完成執行年度績效評估活動，老闆與高階經營者肩負企業更高獲利與永續經營的責任，爲達營利目標與顧客合約要求（尤其是委託代工者關係），皆需要提出食品工廠績效評估結果資訊，不論結果是否達標，都必須對未來企業經營目標進行規劃與調整。

評估目標和指標
收集數據和資訊
分析數據
評估績效
建立改善計劃
實施改進計劃
再次評估績效

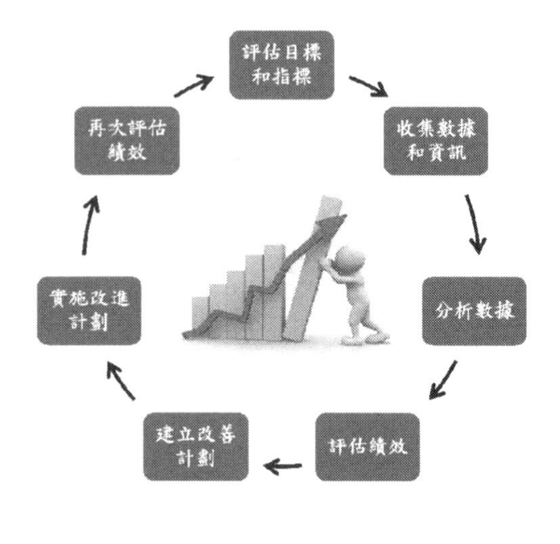

績效評估活動圖的示例

在食品安全管理的前提下，思考如何訂出合理的績效評估項目是重點，許多食品工廠品保主管私下透露，「老闆說了算」的方向或評估議題錯置，各部門要展開行動方案時頗爲困擾。企業經營之食品安全管理策略要從自主管理要求擴展至食品供應鏈，先鑑別製造國及銷售國的法令法規，顧客合約與食品安全管理驗證標準，探討企業面臨的風險與機會（長期）及年度目標（當下），再著手訂立食品安全管理的合理績效評估要項，如此，雖不中亦不遠矣！

以品保單位進行各項指標統計，有每月、每季、每半年及年度辛苦得出結果即大數據，但以ISO22000：2018新版要求仍未符合規定（可能被開立不符合事項改善單），因爲沒有進行「結果資訊之分析」，績效評估的內容與結果就非常模糊沒有說服力。由於食品工廠在食品供應鏈扮演的角色與食安風險皆有差異，內部人員能力與經驗亦不相同，要產出老闆、顧客及驗證單位稽核老師期望的文件化資訊實屬不易，如何將資料統計結果進行分析及評估，可考慮的方向如下：

一、數據整理和準備

食品工廠應該對收集的數據進行整理和準備，以確保數據的準確性和完整性。這可能涉及到去除缺失值、處理異常值、轉換數據格式、建立數據模型等等。

二、數據分析

食品檢測結果、投訴數量、回收和退貨數據等，使用統計方法和數據分析工具進行分析，以識別任何潛在問題和改善機會，常見的分析方法包括趨勢分析、變異數分析和迴歸分析，以評估食品安全管理的績效。

三、績效評估

根據評估指標和數據分析結果對其績效進行評估，包括生產效率、產品品質和成本效益等。

舉例，食品工廠想要評估罐裝飲料瓶口扭力的表現是否達目標，收集與瓶口扭力相關的數據，如扭力計測量結果、生產線和扭力機的設置參數、機器操作記錄、員工操作技能和培訓等。數據分析前需要將不同格式的數據進行統一，例如將 Excel 表格中的數據轉換成 CSV 格式，或是將不同測量系統中的數據進行統一單位轉換等，收集的數據進行分析，例如計算平均值、標準差、極值、中位數等基本統計量，並繪製直方圖、箱線圖、散點圖，以了解數據分布的情況，也可以進行迴歸分析，探討扭力值和生產線速度等之間的關係。相關執行人員撰寫報告，內容包括數據分析的結果和績效評估的結論，以及相應的改進建議，報告也可以包含相關的數據圖表和分析方法的描述，以幫助讀者更好地理解分析結果和結論。

四、重點

企業內外部稽核結果、企業發展機會與風險議題、PRP 與 CCP（OPRP）紀錄統計結果，及食品安全之年度目標執行結果等，透過績效評估鑑別上述議題後，分析解釋導致各項結果的可能原因，並提出新策略與方案措施，以展現持續改善之意圖。一旦企業掌握「績效評估」此項工具之奧義，經過時間累積與經驗的堆疊，產生食品安全意識，將提升食品安全管理系統穩定性，自然塑造堅實良善的食品安全文化，全體同仁由上而下，把可能的危害風險降低，也能將未來發展的機會帶來更多的營收與獲利。

如何分析食品安全管理之數據與績效評估?

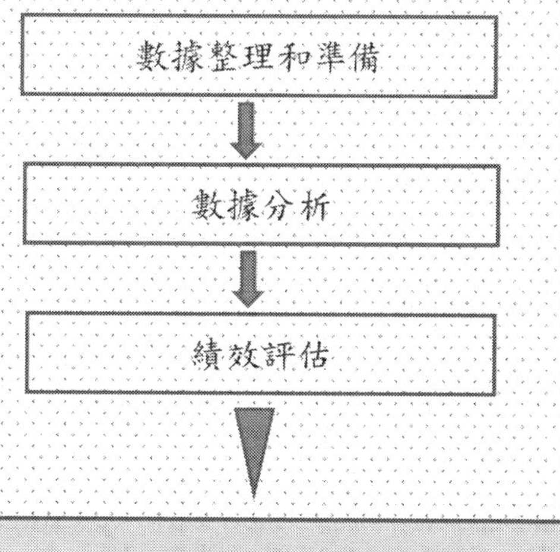

重點：透過分析數據與績效評估，提出新策略與方案措施，將提升食品安全管理系統穩定，自然塑造堅實良善的食品安全文化。

主題探討：

1.什麼是企業年度機會與風險議題有效的績效評估？

2.如何確認執行員工績效評估的主管對於評估的過程與結果具有公正客觀性？

3.如何讓部門員工有欲望把日常工作與年度績效指標的活動產生串聯與挑戰？

第四節　食品安全圓滿決策方案

企業經營管理層與高階主管須正視公司目前處境，有人想要添購新設備，有人想要挑戰新市場，有人要設立檢驗實驗室…等，提報專案拓展企業新觸角是必然的行動，而思考食品工廠展開下一步前，如何圓滿決策食品安全執行方案是重要的事。

企業使命、政策、績效指標及願景等，爲避免老闆一人決策失誤的風險，宜建立（守門員）小隊，其成員有特殊性，需具備人際溝通的技巧能力，還要熟悉公司內部運作又要避免被孤立或同化，還要加入外部人士以宏觀角度參與進行評估，建議成員包含內部合適之高階主管（非老闆）與外部顧問爲適當。（守門員）小隊的任務就是讓老闆認清眞實當下的威脅，若經過正反交叉議論後，贏的機會大，快著手規劃調整腳步，爲了讓此機制與功能發揮作用，老闆這關是一大門檻，畢竟忠言逆耳，必須支持、授權與提供資源。（守門員）小隊成立後，企業先建立篩選提案機制，例如投資一仟萬元以上的議題，才導入（守門員）機制討論會，小隊成員不能爲反對而反對，任何逆向論證與質疑需有合理資訊或數據，避免造成企業內部情緒衝突。工廠以食品安全爲前

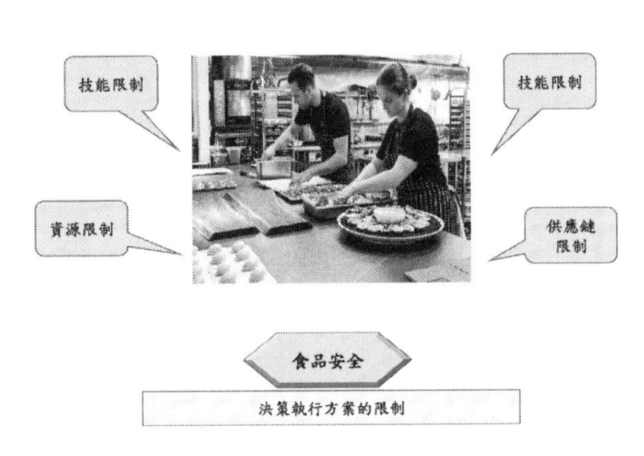

提決策執行方案，可探討三方面策略：

一、制定多種方案

進行風險評估和影響分析，比較各種方案的風險和收益，這可以幫助食品工廠選擇最佳的決策方案，並降低出錯的概率。

二、法律規範和行業標準

決策時需要參考相關的法律法規和行業標準，以確保決策方案符合相關要求和標準，如果決策方案不符法律規範，就有可能面臨賠償風險。

三、成本效益分析

經營管理層在決策時，評估不同決策方案的成本和收益，以及相應的風險和影響，則可制定出更符合實際情況的決策方案。

例如宴會餐廳推出冷凍調理包，舉例（守門員）小隊提出論證質疑銷售平台在哪裡？如何得知願意消費的精準顧客是誰？一個月獲得預估營收是多少？若提不出數據，寧可不做任何事在家休息，少賠為贏。

>>自己生產嗎？

需添購包裝充填機、冷凍設備倉儲規格與費用？

包裝彩盒設計印刷需符合法規要求的產品標示嗎？

現有廚房空間生產冷凍食品之衛生安全風險？

>>委託代工嗎？

如何評估願意合作的合格代工廠？

下單委託製造最少量是否能消化？

寄倉／取回冷凍儲存費用？

四、重點

企業（守門員）一個艱難的角色，要有讓人不討喜的心理準備，避免錯誤決定的關鍵，在於確定目標和需求、收集資訊、分析和評估、選擇最佳方案、實施和監督以及持續，此機制能使企業提案變得更具體嚴謹陳述規劃與立案執行。最後，請大家一起思考如何篩選真正能讓企業開創新局並開花結果的專案吧！

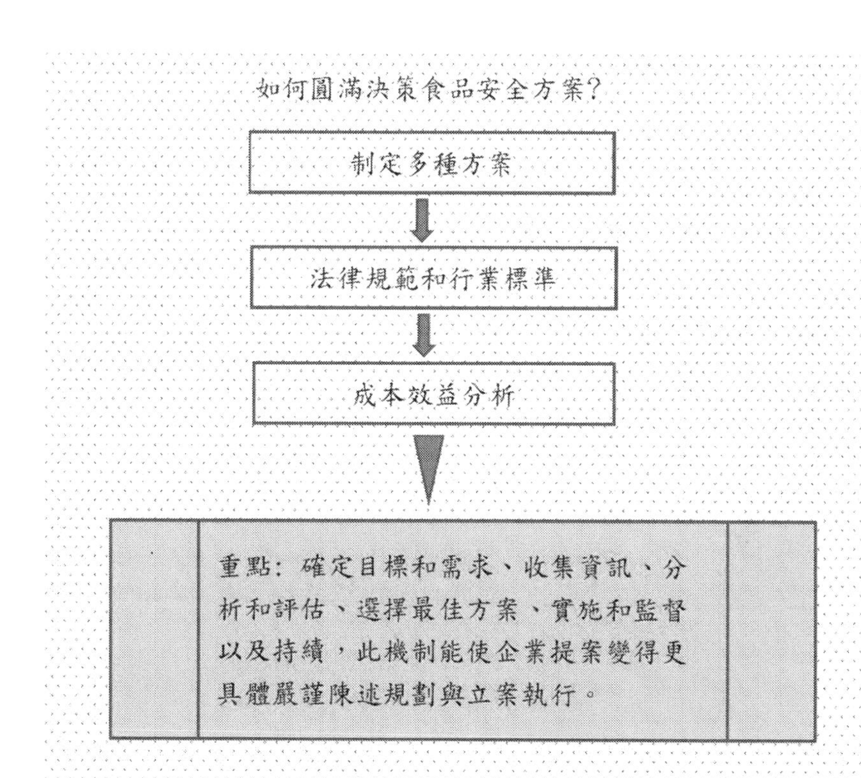

主題探討：

1.利用「挑毛病」方式如何讓 OO 選項看起來行不通，也就是放棄也不可惜？經汰除後留下來的選項中，選最好的選項。

2.列出 OO 選項，極盡說明每個 OO 爲什麼是最適合的好選項？刪除空泛的項目，選最好的選項。

3.今年的食品安全政策與目標經「挑毛病」方式篩選後，其圓滿決策方案是什麼？

第五節　溫室氣體盤查對食品業界之影響

這幾個月參加實體淨零碳排相關議題研討會，在網路廣泛搜集氣候變遷、碳中和、淨零碳排、溫室氣體盤查及節能減碳等企業永續關鍵詞，「溫室氣體」常見的水汽、二氧化碳、甲烷、氧化亞氮、氟氯碳化物和臭氧都可以造成溫室效應，從過去十年的無知無感，近來經探索瞭解後，在企業的永續議題中，氣候變遷和溫室氣體是非常重要的議題，因爲它們對環境和社會都產生了很大的影響。現在決心在食品工業投入溫室氣體盤查，協助業者調查組織碳排放現況，引導企業減少溫室氣體排放，提高能源效率，因爲這是無法再躲避的殘酷議題。

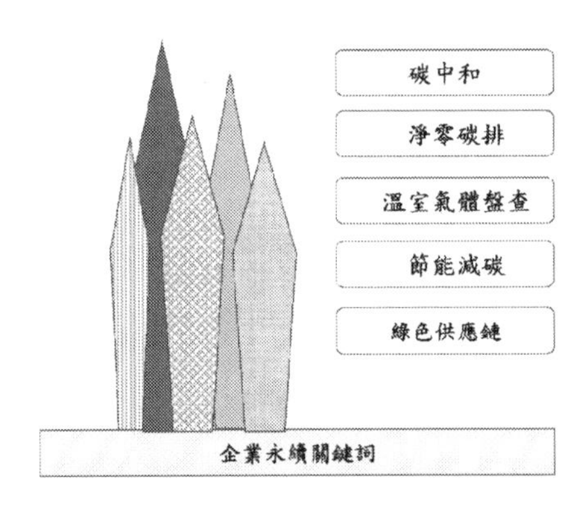

一直以來專注在食品工業之食品安全管理系統領域，總覺得食品工業相對石化業、鋼鐵業與水泥業等要去承擔這事，可謂小巫見大巫啊！但所有信息都指向 2050 年台灣與國際同步淨零轉型，感覺時間還早可以慢慢想辦法？廣大食品製造業者皆屬中小企業，壓力卻是來自品牌商與量販通路商及其供應鏈，已知將陸續要求食品工廠提出減碳計畫，食品製造業者應該注重的幾個方面，減少溫室氣體排放、碳足跡測試及綠色供應鏈管理。如何開始莫要慌，思考四項議題規劃與執行：

一、建構能力

萬事起頭難，快快找尋與培養人才、資訊、技術與資金，組成團隊執行溫室氣體管制專案。例如，組建專案團隊，由經驗豐富的環境工程師擔任專案負責人，制定培訓計畫，培養團隊成員對專案目標、盤查方法和盤查工具的認識和理解，特別是測量技術人員需要具備準確測量技能和盤查方法的熟練程度，盤查工具使用、測量方法和數據收集等，確保團隊成員在盤查過程中遵循統一的流程和準則。

二、執行盤查

如同健康檢查確知痛點，盡快執行組織碳盤查，才能得到碳排放熱點，面對已知狀況擬定處理對策。例如，先確定盤查範圍，包括生產過程中的碳排放量、能源使用量、原材料消耗量等。可以採用排放因子法、能量計量法、質量平衡法等多種方法進行盤查，根據專案目標和範圍選擇正確的方法可以提高盤查結果的準確性和可靠性。

三、節能減碳

改善行動眞實可貴，啓動製程改善或原料端調整（省錢），汰換設備設施爲節能綠電（花錢），分階段實施並竭盡所能減少溫室氣體釋出。安裝高效能設備、使用可再生能源、改進生產流程及實施碳中和計劃。

四、定期盤查

自己跟自己比，證明今年比去年好，隨著國內外法律、客戶合約、製程與設備的改變，謹慎評估是否按計畫抵減降低碳排放量，除了自我要求也鼓勵我們的供應商快快一同加入這無法再躲避的殘酷議題。

五、重點

若能思考上述四項議題規劃溫室氣體盤查活動，落實執行溫室氣體管制專案，短期之內將為企業帶來競爭優勢，發現能源耗損的明確漏洞，渴望優先獲得供應鏈青睞，因為不久的將來溫室氣體盤查各家沒有甚麼不同，又回到市場機制，比價議價再殺價，但有一個不能被取代的價值，提醒關懷社會、重視社會責任與溫室氣體排放議題，讓食品製造業在營利過程中，展現資源循環利用與友善環境，創造企業成長與永續經營的願景。

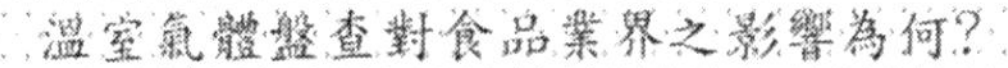

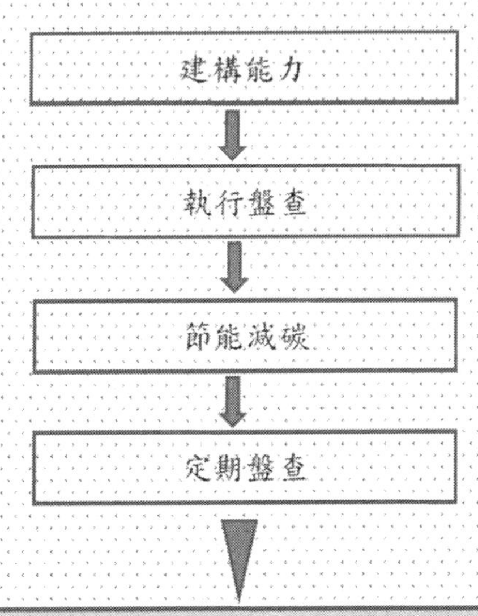

重點：規劃溫室氣體盤查活動，落實執行溫室氣體管制專案，短期之內將為企業帶來競爭優勢，發現能源耗損的明確漏洞，渴望優先獲得供應鏈青睞，展現資源循環利用與友善環境，創造企業成長與永續經營的願景。

主題探討：

1.定期碳盤查若由第三方公正單位撰寫查證報告有甚麼好處？

2.從執行組織碳盤查，得到碳排放主放點的區塊後，對客戶端能做甚麼努力？

3.以節能減碳爲議題，自家工廠和供應商還能執行哪些活動和專案，如何開始第一步？

結論

食品供應鏈中包含原料類、食品添加物類、調理類、飲品類、餐飲類及食品包裝材料類等，從農林漁牧產地，食品加工製造，產品運輸儲存，最後至產品銷售，我們扮演甚麼角色？品保部門應堅持自家工廠，並要求供應商必須執行源頭管理，安全性進料驗收，全時清楚標示，建立追溯追蹤系統，落實內部稽核，每一個議題都代表著企業由上到下，由內到外的相關人員應培養食品安全意識，品保部門一一定義清楚其溝通的方式、溝通的時機、由誰溝通、與誰溝通等。食品工廠製造銷售的產品如何保障消費者的健康安全？品保人員每當遇到工作瓶頸時，是想找誰來幫你解決問題，還是由你引導溝通對方，協助幫他解決問題？期待食品製造業中的大家，以食品衛生安全管理作爲基礎，透過研發、製造與銷售領域不斷學習與溝通，讓消費者肯定優質企業製造的各項美味可口且安心的產品。

國家圖書館出版品預行編目資料

食安思維：從工廠實務探討問題管理與解決方案
／劉孟宗著. --初版.--臺中市：財團法人企業大學
文教基金會，2023.10
面； 公分.
ISBN 978-957-98057-5-9（平裝）
1.CST：食品衛生管理
412.25 112011103

食安思維：
從工廠實務探討問題管理與解決方案

作　　者　劉孟宗
出　　版　財團法人企業大學文教基金會
412台中市西區中興街183號9樓之2
電話：（04）2302-8277
傳真：（04）2305-5087
設計編印　白象文化事業有限公司
經紀人：張輝潭
經銷代理　白象文化事業有限公司
412台中市大里區科技路1號8樓之2（台中軟體園區）
出版專線：（04）2496-5995　傳真：（04）2496-9901
401台中市東區和平街228巷44號（經銷部）
購書專線：（04）2220-8589　傳真：（04）2220-8505
印　　刷　百通科技股份有限公司
初版一刷　2023年10月
定　　價　250元

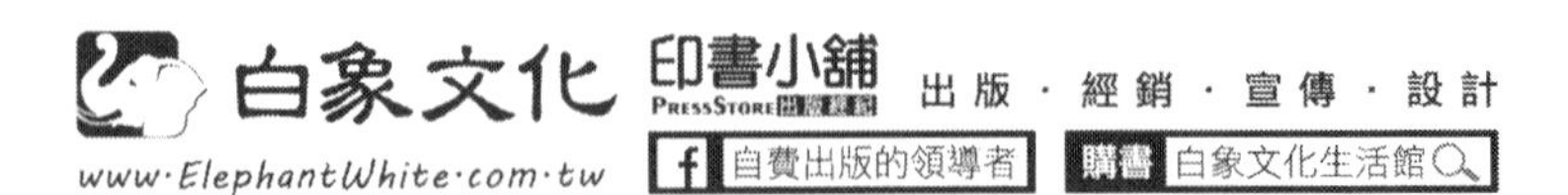